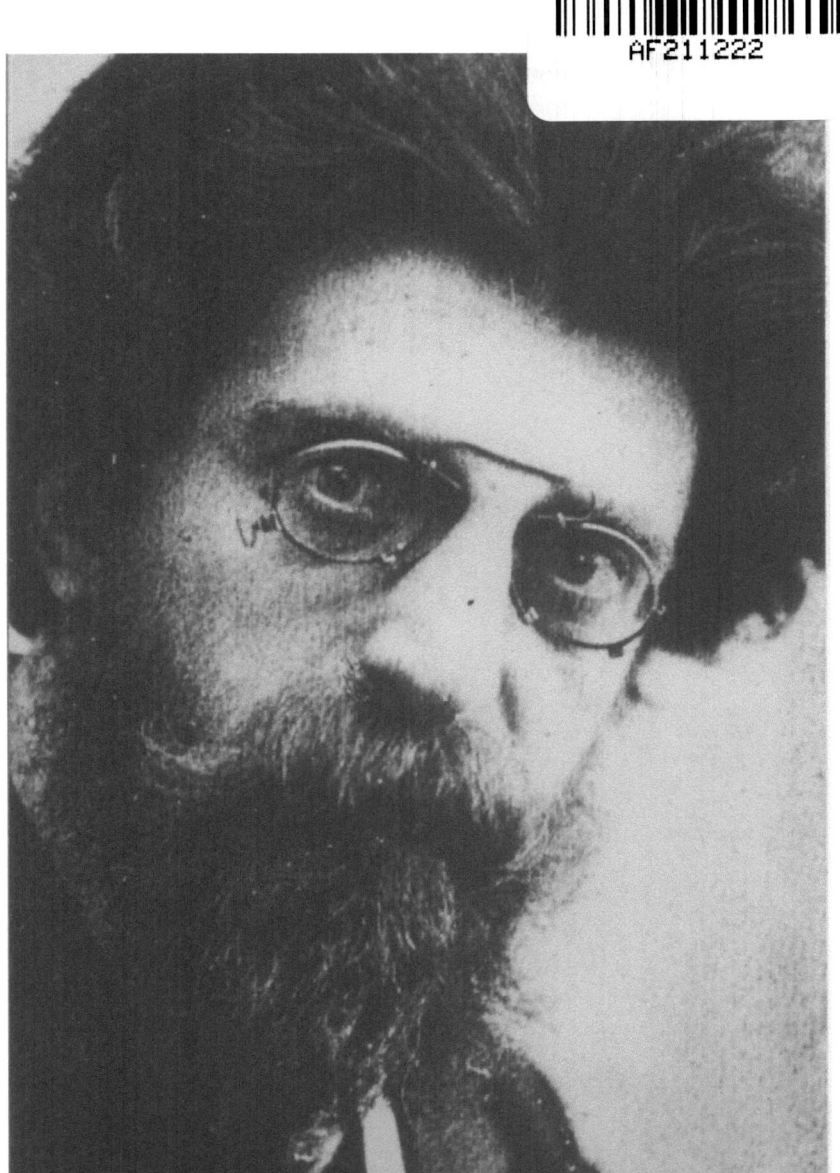

Erich Mühsam

Schriften der

Erich-Mühsam-Gesellschaft

Heft 35

Herrschaftsfreie Gesellschaftsmodelle in Geschichte und Gegenwart und ihre Perspektiven für die Zukunft

EMG 2010

Gefördert durch die Hansestadt Lübeck (Bereich Kultur), das Land Schleswig-Holstein und die Possehl-Stiftung Lübeck

Fotos: EMG

Herausgeberin:	Erich-Mühsam-Gesellschaft e. V., Lübeck
Redaktion:	Jürgen-Wolfgang Goette, Sabine Kruse
© :	Erich-Mühsam-Gesellschaft 2010;
	für die einzelnen Beiträge bei den Autoren und Autorinnen
Textverarbeitung:	Gerda Vorkamp, Lübeck
Herstellung:	Books on Demand GmbH, Norderstedt
ISSN:	0940-8975
ISBN:	978-3-931079-44-4
Preis:	7,50 €

Informationen:	Erich-Mühsam-Gesellschaft, Buddenbrookhaus,
	Mengstr. 4, 23552 Lübeck
	E-Mail: info@buddenbrookhaus.de
	www.erich-muehsam-gesellschaft.de

Inhaltsverzeichnis

Einleitung

„Die Befreiung der Gesellschaft vom Staat" ist die letzte umfangreiche Publikation Erich Mühsams. Der Untertitel heißt: „Was ist kommunistischer Anarchismus?" Die Schrift erschien 1932 und fasst Erich Mühsams Vorstellungen vom Anarchismus zusammen. Dieses Thema stand im Mittelpunkt der 20. Jahrestagung der Erich-Mühsam-Gesellschaft in der Gustav-Heinemann-Bildungsstätte in Malente (Mai 2009). Unter dem Grundgedanken „Herrschaftsfreie Gesellschaftsmodelle in Geschichte und Gegenwart" wurden Ideen selbstbestimmten Lebens in sechs Referaten vorgestellt. Mühsams Schrift wurde in Gruppen diskutiert.

Der Theologe Hartwig Hohnsbein (Göttingen) eröffnete die Tagung mit der Gegenüberstellung von Thomas Müntzer und Martin Luther. Deren gegensätzliche Einstellung zur Obrigkeit durchzog alle Diskussionen wie ein roter Faden. Harald Neuber (Berlin) machte mit verschiedenen Sozialismus-Entwürfen der Staaten Südamerikas bekannt. Lorenz Gösta Beutin (Köthel) sprach über die Grundwerte Freiheit und Sozialismus in der Partei DIE LINKE, der er angehört. Horst Stowasser (Neustadt/W.), Autor spannender Bücher über Anarchismus, skizzierte einen „Anarchismus zum Anfassen" anhand des freiheitlichen Wohnprojekts „Neuland". Da Horst Stowasser einige Wochen später plötzlich nach einem Unfall starb, drucken wir anstelle seines frei gehaltenen Vortrags einen Text aus dem Prospekt eben dieses Wohnprojekts. Der Beitrag über Erich Mühsams Anarchismus entfällt leider ebenfalls. Den Abschluss der Tagung bildete eine Lesung aus dem Roman „Die Nächte mit Paul oder der Tag ist anderswo". Die Autorin Corinna Luedtke (Hannover) trug zwei Textstellen vor, in denen Erich Mühsam, Else Lasker-Schüler und Kurt Hiller eine Rolle spielen.

Lübeck, im März 2010   Jürgen-Wolfgang Goette
                                                        Sabine Kruse

Hartwig Hohnsbein

Thomas Müntzer & Martin Luther und der „Gemeine Mann"

Voraussetzungen, Ablauf und Nachwirkungen ihres Kampfes

Die Gewalt soll gegeben werden dem gemeinen Volk.
(Thomas Müntzer)

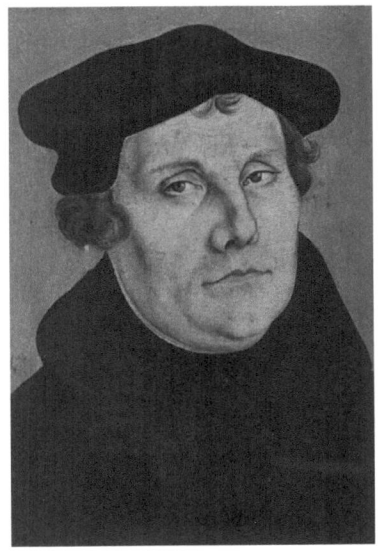

Thomas Müntzer, Porträt von
Christoph van Sichem (≈1522)

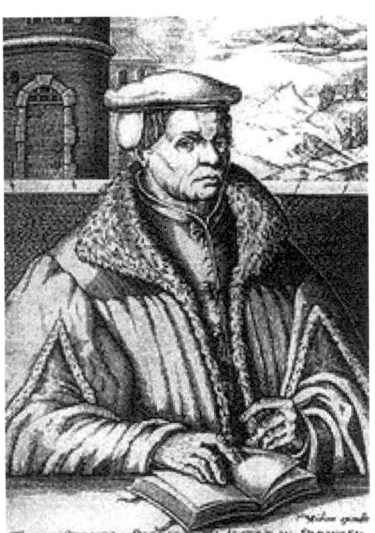

Martin Luther, Porträt von
Lucas Cranach d. Ä. (1529)

Vorbemerkungen

Für die Vorbereitung dieses Referats, zu dem ich Ihnen *Anlagen* angefertigt habe, besuchte ich die Hauptwirkungsstätten Thomas Müntzers: die kleine Stadt Allstedt im Südwesten Sachsen-Anhalts und Mühlhausen, eine frühere Reichsstadt im Nordwesten Thüringens. Darüber hinaus war ich in Jüterbog im Brandenburgischen sowie in Frankenhausen und Heldrungen, ebenfalls Orte in Thüringen und Stätten seiner letzten Leiden. Bei Frankenhausen wurde bekanntlich das Heer derer, die 1525 die tyrannische Obrigkeit bekämpften, am 15. Mai besiegt und etwa 6000 Aufständische dabei massakriert. (Die Heere der Fürsten hatten nur 6 Mann verloren.) In Heldrungen wurde Thomas Müntzer 10 Tage lang in der Wasserburg gefangengehalten und gefoltert, bevor ihn die christlichen Fürsten aus Sachsen und Hessen, aus Braunschweig und dem Mansfeldischen am 27. Mai 1525 vor den Toren Mühlhausens hinrichten ließen.

Bei diesen Besuchen fand ich bestätigt, was Horst Herrmann schon 1994 schrieb: „Seit die DDR fiel, die sich dieses Mannes gern erinnerte, darf Thomas Müntzer doppelt vergessen werden" (s. *Anlage 7.6*). Weder kirchliche noch staatliche Stellen mögen das Gedächtnis dieses Mannes offenkundig mehr pflegen, von dem Heinrich Heine einmal schrieb, er sei „einer der heldenmütigsten und unglücklichsten Söhne des deutschen Vaterlandes gewesen" (s. *Anlage 7.2*).

Dazu zwei bezeichnende Beobachtungen: Im *Allstedter* lutherischen Pfarramt konnte ich kein Informationsmaterial über Thomas Müntzer erhalten, obwohl er hier immerhin erstmals die deutsche Sprache in den Gottesdienst eingeführt hatte und Choräle dichtete, von denen einige Verse noch im gegenwärtigen evangelischen Gesangbuch stehen (s. *Anlage 6.15*). Das hängt wohl damit zusammen, dass, wie ich erfuhr, nur noch einmal im Jahr eine Nachfrage nach diesem großen Theologen eintrifft.

In der Wasserburg *Heldrungen* gab es seit 1975 eine Müntzer-Gedenkstätte, die allerdings, wie man bei Wikipedia („Heldrungen") erfahren kann, „nach 1990 beseitigt wurde", bald nach Müntzers 500. Geburtstag. Übriggeblieben davon ist vor allem ein Bild des Grafen Ernst von Mansfeld, seines schärfsten Gegners, der den Gefangenen hier foltern ließ. Auf dem zentralen Platz des Schlosses stand zudem seit 1976 ein eindrucksvolles Müntzer-Denkmal, das von den Bildhauern Hans-Hermann Richter und Johann-Peter Hinz (beide Halberstadt)[1] geschaffen worden war. Die Künstler haben dafür, wenn ich recht sehe, Anregungen aus dem Bild „Die Gefangenen" aus dem „Bauerkriegs-Zyklus" von Käthe Kollwitz (1908)[2] empfangen. Dieses Denkmal ist nun seines Sockels beraubt, vom zentralen Platz entfernt und, ziemlich lieblos, auf einer Wiese abgestellt, wo es die Besucher der Burg kaum mehr wahrnehmen können. Im aktuellen

---

1 Johann-Peter Hinz (1941–2007) war Ehrenbürger Halberstadts. 1982 hatte er das Mahnmal zum Gedenken der in Halberstadt verfolgten Juden geschaffen.

2 Siehe: Catherine Krahmer, Kollwitz, rororo 2007, S. 42 ff.

Kunstführer von 1993 „Schloss und Festung Heldrungen" wird das Denkmal nicht einmal mehr erwähnt.

Ich möchte nun in einem kurzen 1. Teil die territoriale Situation um 1525 erläutern und in einem 2. Teil auf ausgewählte Literatur hinweisen, die mir zum Verständnis von Thomas Müntzer hilfreich geworden ist. Danach werde ich in einem 3. Teil eine chronologische Abfolge seines Lebens und Werkes geben und dazu die Hauptstreitpunkte zu Martin Luther benennen, die bis heute weiterbestehen.

1. Teil

Ich nenne und erläutere also als erstes Territorien, Orte und Namen, deren Kenntnis zum Verständnis Müntzers m.E. unerlässlich ist. Die Kleinstaaterei im „Römischen Reich Deutscher Nation"[3] ist geradezu sprichwörtlich geworden. In dem Gebiet, in dem sich Thomas Müntzer die meiste Zeit seines Lebens aufhielt, in Thüringen/Sachsen, gab es besonders viele Kleinstaaten. Das größte Staatsgebilde dort war das *ernestinische Kurfürstentum Sachsen* mit dem Hauptort Wittenberg, wo der in Deutschland sehr einflussreiche Kurfürst Friedrich, genannt „der Weise", 1486 bis 1525 residierte und der Mönch Martin Luther an der aufstrebenden Universität seit 1508 als Theologieprofessor lehrte. In der Nebenresidenz Weimar herrschte der Bruder, Mitregent und Nachfolger Friedrichs, Herzog Johann, der für die ernestinische Exklave Allstedt zuständig war und damit auch für Thomas Müntzer, als der hier 1523/24 wirkte. Auch Zwickau und Orlamünde, zwei weitere Müntzerstätten, gehörten ebenso wie die Exklave Eisenach mit der Wartburg zu diesem Kurfürstentum. Von hier breitete sich, vom Kurfürsten gefördert, die lutherische Bewegung aus.

Im *albertinischen Herzogtum Sachsen* mit dem Hauptort Leipzig herrschte von 1500 bis 1539 der katholische Herzog Georg, genannt „der Bärtige". Er war persönlich anwesend, als Müntzer in Heldrungen gefoltert und etwas später bei Mühlhausen enthauptet wurde.

Das albertinische Sachsen sowie die *Grafschaft Mansfeld* umgaben die Exklave Allstedt. In dieser Grafschaft mit den Orten Mansfeld und Eisleben, Luthers Geburts- und Sterbeort, und der fast uneinnehmbaren Wasserburg Heldrungen, dem „Adlernest", wie sie Müntzer nannte, regierten die Grafen Ernst (katholisch) und Albrecht (evangelisch) von Mansfeld. Dem Grafen Ernst war Müntzer als „Beutepfennig" zum Foltern übergeben worden, nachdem er nach der Schlacht in Frankenhausen gefangen genommen war. Die Stadt Frankenhausen selbst gehörte damals zur *Grafschaft Schwarzburg,* dessen Herrscher den Aufständischen, wohl nicht ganz freiwillig, beigetreten war.

---

3 Seit 1486 der offizielle Name Deutschlands.

Die Stadt Jüterbog war eine Exklave des *Erzbistums Magdeburg,* dessen Erzbischof Albrecht größtes Interesse am Ablasshandel hatte, weil er durch den halben Erlös daraus seine gegenüber den Fuggern aufgelaufenen Schulden bezahlen konnte. Diese waren dadurch entstanden, dass er sich nur so vom Papst das Erzbistum Magdeburg hatte erkaufen können. Sein „Subkommissar für den Ablasshandel" war Johann Tetzel, der das Zentrum des Verkaufs ab 1517 in Jüterbog an der Nikolaikirche eingerichtet hatte. Aus dem nahen Kurfürstentum Sachsen strömten die Menschen herbei, um hier Ablassbriefe für ihr Seelenheil zu kaufen. In ihrem Land (Sachsen-Wittenberg) war der Verkauf von Ablassbriefen verboten, weil der Kurfürst darin, zu Recht, einen Kaufkraftverlust sah. Deshalb wurde Luther von seinem Landesherrn gestützt, als er 1517 seine „95 Thesen" gegen den Ablasshandel veröffentlicht hatte. Im Frühjahr 1519 war Müntzer im Einvernehmen mit Luther an eben dieser Nikolaikirche als Pfarrer tätig.

Schließlich Mühlhausen, eine *freie Reichsstadt,* die ihre innenpolitischen Angelegenheiten unbeschränkt selbst regeln konnte, und Stolberg am Harz, die Geburtsstadt Müntzers, Hauptort der *Grafschaft Stolberg.* Wie Stolberg hatte Mühlhausen (seit 1975) zu DDR-Zeiten den Zusatz „Thomas-Müntzer-Stadt". Nach 1989 wurde beiden Städten dieser Name wieder abgenommen..

2. Teil

Ich möchte Ihnen nun, sehr geehrte Damen und Herren, einige Literaturhinweise geben, die in der *Anlage 3* zu finden sind, um damit weiter die Welt des Thomas Müntzer verstehbar machen.

Erst durch das Buch des Pfarrers und 1848er-Demokraten Wilhelm Zimmermann wurde ein breiteres Publikum um 1840 auf die „Geschichte des großen Bauernkrieges" und auf die Gestalt des Thomas Müntzer aufmerksam gemacht. Nicht nur Käthe Kollwitz wurde nach eignen Bekundungen durch den „Zimmermannschen Bauernkrieg" zu ihrem Zyklus „Bauernkrieg" angeregt, sondern insbesondere schon früher – 1850 – Friedrich Engels, der ein für die sozialistische Bewegung wichtiges Buch, „Der deutsche Bauernkrieg", „ganz gestützt auf Zimmermann" (Blickle), verfasste. Darin gelingt es Engels, sowohl die gesellschaftlichen Kräfte in der Reformationszeit, die „drei großen Lager", als auch die darin handelnden Personen, Luther und Müntzer, knapp und treffend darzustellen. Ich weise auf diesen Text und damit auf das Buch von Engels auch deshalb ausdrücklich hin, weil dieses Buch zur Zeit offenbar nicht mehr geschätzt wird (*Anlage 7.3*).

Im sechsseitigen Literaturverzeichnis des „Ausstellungsbegleiters" „Bauernkriegsmuseum" in Mühlhausen fehlt jeder Hinweis auf das genannte Buch von Engels, das zu DDR-Zeiten wegweisend war für zahlreiche unverzichtbare Studien zur „frühbürgerlichen Revolution" und zu Thomas Müntzer. Ich empfehle

aus diesen Studien einmal das Buch von Gerhard Brendler, „Thomas Müntzer –
Geist und Faust", 1989 erschienen, das nach meiner Kenntnis die Grundlage für
die eindrucksvolle Thomas-Müntzer-Ausstellung im Schloss Allstedt abgab, und
als weiteres Buch Arnulf Zitelmann[4], „Ich will donnern über sie", ebenfalls von
1989. In einem Fischer-Taschenbuch sind die Schriften und die meisten der 94
erhaltenen Briefe[5] Thomas Müntzers von Gerhard Wehr 1973 herausgegeben
und kommentiert und dazu auch einige Schriften Luthers gegen Müntzer und
zum Bauernkrieg, insbesondere seine Hetzschrift „Wider die räuberischen und
mörderischen Rotten der Bauern". Ein vielzitierter Text daraus ist in der *Anlage
6.9* abgedruckt.

3. Teil (s. *Anlage 2*)

„Thomas Müntzer wurde um 1490 in Stolberg am Harz geboren, war also etwa 7
Jahre jünger als Martin Luther (geboren 1483). Das erste sicher verbürgte Da-
tum seines Lebens ist die Matrikel der Universität Leipzig, nach der er sich hier
am 16. Oktober 1506 einschreiben ließ. Nach Leipzig studierte er noch ab 1512
in Frankfurt/Oder Theologie. Er wurde um 1514 im Bistum Halberstadt zum
Priester geweiht, wurde etwas später Magister. 1517/8 war er für einige Monate
in Braunschweig tätig, wo ihm, dem „hochgelehrten Mann und Magister", vom
Rektor der Martinsschule die Frage nach der Rechtmäßigkeit des Ablasshandels
gestellt wird. Diese Frage, ob die Seligkeit mit Geld zu erkaufen sei, bewegte
damals große Teile der Bevölkerung. Die Antwort gab wenig später, im Oktober
1517, Luther in seinen „95 Thesen", in denen er auf die „Buße" als erforderlich
für ein gottseliges Leben hinwies. Müntzers erbetene Stellungnahme an den
Rektor ist nicht überliefert; sie dürfte ähnlich gewesen sein, jedenfalls erwies
sich Müntzer bis das Jahr 1522 hinein als enger Gefolgsmann Luthers. Schon
1518 traf er mit diesem in Wittenberg zusammen, das nach dem Thesenanschlag
schnell zu einem antipäpstlichen Zentrum wurde. Viele, die an der römischen
Kirche litten, weil sie schamlos geistlich und materiell die Menschen in
Deutschland ausplünderte, fanden hier nun Anregungen und Ermutigung zum
Kampf dagegen. Von Luther wurde Müntzer im Frühjahr 1519 für einige Monate nach Jüterbog geschickt, eine gefährliche Mission, sozusagen ins „feindliche
Ausland" des Erzbischofs von Magdeburg, die er zur Zufriedenheit Luthers be-
enden konnte. Hier wurde dann auch erstmals das Wort „Lutheraner", von seinen dortigen Gegnern auf Müntzer bezogen, in die deutschen Sprache eingeführt. Einer seiner Gegner, mit dem Müntzer sich einen regelrechten Kanzel-
krieg lieferte, fertigte darüber einen Bericht an,[6] aus dem wir umfassend die da-

---

4 Nicht zu verwechseln mit dem rechtskonservativen Publizisten Rainer Zitelmann.
5 Gerhard Wehr, s. Anlage 3, S. 145.
6 In: Manfred Bensing/Winfried Trillitzsch, Bernhard Dappes „Articuli … contra Lutheranos", in:
   Jahrbuch für Regionalgeschichte 2/1967, S. 113 ff.

maligen Vorstellungen Müntzers kennen lernen. Ganz im Sinne Luthers verwarf er die katholische Auffassung, der Mensch könne durch eigne Verdienste das Seelenheil erwerben; notwendig dafür seien nicht Werke oder gar Geld, sondern allein der Glaube an die Gnade Gottes durch das Wort Gottes. Die Papstkirche könne mit ihrem Machtanspruch nicht mehr Vermittlerin des Glaubens sein. Durch ihre Verweltlichung sei sie geradezu ein Hindernis dafür. Die Menschen müssten zu den Ursprüngen des Christentums, „ad fontes", der Ordnung Gottes, der „wahren Kirche", wieder hingeführt werden. Das war eine Forderung, die in den bisherigen Reformbewegungen immer wieder erhoben worden war, von dem von Thomas Müntzer hochverehrten Prager Jan Hus, von John Wyclif, von den Katharern, aus denen aber von der offiziellen Kirche immer „Ketzer" gemacht wurden, die nach kirchlicher Meinung ausgerottet gehörten. Vorbild für eine „wahre Kirche" war die „Urgemeinde", wie sie z.B. in der Apostelgeschichte 2, V.44 ff. beschrieben wird: Glaubenseinheit mit Gemeineigentum in friedlicher Gemeinschaft.

Eine solche Idealgesellschaft in Jerusalem hat es historisch zwar nie gegeben (das weiß man frühestens seit der kritischen Bibelforschung nach 1750); dennoch war dieses Bild davon Jahrhunderte lang stark genug, damit gegen die Missstände in der Kirche anzukämpfen und eine „wahre Kirche" aufzubauen. Auch Müntzer bekannte später in seinem, allerdings durch Folter erpressten, Bekenntnis: „Die Empörung habe er darum gemacht, dass die Christenheit sollte alle gleich werden […] omnia sunt communia nach Apg. 2.44 und sollten einem jeden nach seiner Notdurft ausgeteilt werden nach Gelegenheit".[7]

Als kampferprobter „Lutheraner" wurde Müntzer ein Jahr nach seinem Aufenthalt in Jüterbog, im April 1520, wiederum auf Empfehlung Luthers, vom Zwickauer Rat an die dortige Marienkirche und später an die Katharinenkirche berufen. St. Katharinen war die Kirche der kleinen Leute, insbesondere der Tuchmacher und der Tagelöhner, deren materielle Notlage in der wirtschaftlich aufstrebenden Stadt damals immer größer wurde. Deshalb hatte sich hier eine „Kirche von unten" gebildet, in der sogenannte „Laien" das Gemeindeleben bestimmten, die die Missstände nicht einfach hinnehmen wollten. Dabei beriefen sie sich auf spontane Geisterfahrungen, die wichtiger seien als die Bibeltexte und als die Predigt der „Pfaffen". Müntzer verbündete sich mit ihnen und wurde vom Rat der Stadt ausgewiesen, als es zu sozialen Unruhen kam.

Seitdem wurde bestimmend für seine Theologie: Nicht das Hören der Wortes aus der Bibel *alleine* schafft Rechtfertigung, wie Luther meinte; sondern das gepredigte Wort, das „verbum externum", muss immer auch noch entzündet werden, muss Impulse aus der Seele, im Inneren, freisetzen, die ihm dort von dem Geist eingegeben werden als „verbum internum". Wer davon ergriffen ist, wird gemäß dem Vorbild Christi tätig werden, „christusförmig". Dazu bedarf es der

---

7 Siehe: Eike Wolgast, Anlage 3, S. 21; auch Arnulf Zitelmann, Anlage 3, S. 113.

Priester, wenn überhaupt, nur noch als Anreger, als Anstifter des Glaubens, als „Botenläufer" oder als „Knecht Gottes", wie Müntzer sich selbst bezeichnete. Die „armen Laien und Bauern" sollen also zu lebendigen, selbstständigen Menschen werden, weil Gott durch seinen Geist gegenwärtig lebendig ist und nicht, zwischen den Buchdeckeln der Bibel eingesperrt, stumm bleibt. „Thomas Müntzer will keinen stummen, sondern einen redenden Gott anbeten" – so formulierte er es am Ende seines „Prager Manifestes" (s. *Anlage 6.1*).

Wegen dieser „Geistlehre" und darüber, wie sich der Christ zur „Obrigkeit" zu stellen habe, ist es dann zum Zerwürfnis und schließlich zu einer unüberbrückbaren Feindschaft zwischen Luther und Müntzer gekommen. Die Entwicklung dahin begann mit dem Jahre 1522: Luther war noch auf der Wartburg, wohin er nach dem Wormser Reichstag von seinem Kurfürsten in Sicherheit gebracht worden war. In dieser Zeit war es in Wittenberg zu Unruhen gekommen; das Volk wollte die Reformation vorantreiben, stürmte die Kirchen, zerstörte die Heiligenbilder und beschlagnahmte die Schätze des Klerus. In seinen berühmten „Invocavit-Predigten" gelang es Luther, die Unruhen einzudämmen. Sein Hauptargument, das später bestimmend für seine Theologie wurde und das Verhalten ganzer Generationen bis in unsere Tage hinein prägte, war dieses: Der wahre Christ müsse sich vor Aufruhr und Empörung hüten und der „Obrigkeit" untertan" und gehorsam sein, wie es bei Paulus im Römerbrief Kapitel 13, V. 1 ff. heißt. Ob Müntzer in jenen Märztagen des Jahres 1522 in Wittenberg war, ist unklar; auf jeden Fall brachte Luther ihn seitdem mit den Unruhen in Wittenberg in Verbindung und bekämpfte und verleumdete ihn als Aufrührer, bald auch als „Satan von Allstedt", und das Volk, das auf ihn hörte, wurde nun verächtlich als „Herr Omnes" oder als „Pöbel" bezeichnet. Luther hatte vor dem Reichstag in Worms vor „Kaiser und Reich" couragiert bekundet, er würde seine Werke nicht widerrufen; ab 1522 setzte er Teile daraus, z.B. diese, wonach die Kirche ein „Priestertum aller Gläubigen" sein solle, selbst außer Kraft und ließ stattdessen die Landesfürsten eine „Obrigkeitskirche" aufbauen.

Ab Frühjahr 1523 bis August 1524 wirkt Müntzer in Allstedt, länger als an jedem anderen Ort. (Insgesamt wurde er sieben Male vertrieben).

In Allstedt reformierte er die Liturgie, führte die deutsche Sprache in den Gottesdienst ein und begründet die Tradition des evangelischen Kirchenliedes. Der Gottesdienst war nicht mehr ein mystisches Kultgeschehen, sondern die Teilnehmer sollten dabei im wahrsten Sinne des Wortes „Erbauung" erfahren, für den Alltag „christförmig" zu werden.

Und es kamen viele Teilnehmer zu seinen Gottesdiensten, 2000 Menschen zu *einer* „Deutsch-evangelischen Messe". Sie kamen nicht nur aus seiner Johannisgemeinde in Allstedt, sondern auch aus dem nahen Mansfeldischen und aus Sangerhausen, das zum albertinischen Herzogtum gehörte. Deren Herrscher untersagten ihren „Untertanen" bald den Gottesdienstbesuch, weil dort, wie sie meinten, ketzerische Maßnahmen eingeführt worden waren. Als dann noch eine Wallfahrtskapelle von vermeintlichen Anhängern Müntzers zerstört wurde (in Mallerbach), schickten sich seine eignen Fürsten an, Müntzers Lehre und Tätigkeit zu überprüfen. Vor ihnen hielt er dann am 13. Juli 1524 auf dem Allstedter Schloss seine als „Fürstenpredigt" berühmt gewordene Rede, mit der Aufforderung, zusammen mit ihm und dem inzwischen als „Notwehrbündnis" gegründeten „Allstedter Bund" „die Feinde von den Auserwählten wegzutreiben". „Wo sie das aber nicht tun, da wird ihnen das Schwert genommen werden", rief er seinen Fürsten zu (s. *Anlage 6.4*).

Kurz vor diesem Zusammentreffen hatte Luther die Fürsten schriftlich vor dem „umherlaufenden Satan", dem „Weltfressergeist", gewarnt und gefordert, ihm „das Land zu verbieten" (s. *Anlage 6.3*). Müntzer wurde von seinem Landesherrn fallengelassen und verließ deshalb im August 1524 fluchtartig Allstedt; seitdem war er darauf bedacht, ihnen „das Schwert zu nehmen". Er fand kurzzeitig in der freien Reichsstadt Mühlhausen Aufnahme (wo alsbald ein Warnbrief Luthers einging, s. *Anlage 6.5*) und reiste dann nach Nürnberg. Hier ließ er seine letzte Schrift, eine Kampfschrift gegen Luther, seine „Hochverursachte Schutzrede" mit dem berühmten Zitat von der „Grundsuppe des Wuchers", drucken (s. *Anlage 6.6*).

Im Winter 1524/25 hielt er sich in Süddeutschland auf, und zwar in den Gebieten, wo es schon zu ersten Unruhen der Bauern gekommen war. Im Februar 1525 war er wieder in Mühlhausen, erhielt hier erneut eine Pfarrstelle und war dann bis Mai, bis zur Niederlage bei Frankenhausen, damit beschäftigt, ein Netzwerk zum Kampf gegen die Fürsten aufzubauen, das bis nach Süddeutschland reichte. Er war zwar nicht der militärische Lenker des Thüringer Heeres, wohl aber sein geistlicher und organisatorischer Anführer. Auf Grund seiner eschatologisch-apokalyptischen Vorstellungen, wonach das Kommen des Reiches Gottes nahe bevorstünde, mobilisierte er für diesen Endkampf, dessen Ausgang im April 1525 durchaus noch offen war (s. *Anlage 6.7*). Ein Beispiel für die Mobilisierung ist ein Brief an die Mansfelder Berggesellen vom 26./27. April 1525, von dem Ernst Bloch schrieb, er sei „das leidvollste rasendste Revolutionsmanifest aller Zeiten" (lies *Anlage 6.8*).

Wenn wir diesen Brief und die anderen Briefe und Schriften Müntzers heute lesen, so fallen darin die zahlreichen Bibelzitate auf. Die Schreiber und Hörer verstanden damals die Bibel, bei manchen dunklen Stellen darin, dennoch als ein Buch mit einer einheitlichen Botschaft. Erst durch die kritische Bibelwissenschaft wissen wir, dass hier Texte versammelt sind, von denen sich viele einander ausschließen. Da gibt es Texte, die eine Oberherrschaft begründen und dabei helfen, die Menschen zu unterjochen – mit vielen menschenfeindlichen Geboten. Und dann gibt es Texte, sehr viel weniger, die den Unterdrückten beistehen und geradezu dazu aufrufen, ungerechte Herrscher zu stürzen. Solche Texte gibt es schon im Alten Testament, z.B. bei den Propheten, auch in Daniel 7, einer von Müntzer oft zitierten Bibelstelle (*s. Anlage 4*), dann aber auch im Umfeld des Mannes aus Nazareth, z.B. Luk 1.51 ff. Müntzer hat diese Texte, die m.E. auch den Kern der Botschaft Jesu ausmachen, mit sicherem Gespür gefunden und benutzt. Dadurch konnte er, was in der Regel bei Theologen nicht der Fall ist, zum Prediger für soziale Gerechtigkeit und Menschenwürde werden und furchtlos einer unterdrückenden Obrigkeit entgegenzutreten.

Nachfolger hat er nach seiner und der Aufständischen Niederlage in einer lutherischen Kirche nicht gefunden, wohl aber wurde gegen ihn und die „Bauern" von Luther und seinen Freunden eine Rufmordkarnpagne entfesselt, die fast 400 Jahre anhielt (*s. Anlage 6.9*; s. auch *6.11; 6.12; 6.13; 6.14*). Eine Ausnahme darin möchte ich erwähnen, nämlich den lutherischen Theologen Gottfried Arnold mit seiner „Unparteiischen Kirchen- und Ketzergeschichte" um 1700 (*s. Anlage 7.1*).

Jetzt schickt die lutherische Kirche sich an, unterstützt von der Bundesregierung, eine „Lutherdekade" bis 2017 durchzusetzen. In unserem Land ist offensichtlich ein Vorbild wieder gefragt, das, wie Luther, unbedingte Loyalität gegenüber den Herrschenden forderte. In dieser Lutherdekade dürfte Müntzer bestenfalls als irregeleiteter „Schwärmer" bemitleidet werden oder aber als einer, so hat es meine Theologengeneration in den 50er/60er Jahren des vorigen Jahrhunderts gelernt, der „im Bauernkrieg eine blutige Rolle spielte". Für den Mordaufruf Luthers gegen die Bauern, wie wir ihn eben noch einmal gehört haben, fanden die Kirchenhistoriker damals natürlich auch eine Rechtfertigung: „Luther folgte auch hier, wie in Worms, nur seinem Gewissen".[8]

Nachfolger hat Thomas Müntzer allerdings woanders gefunden: bei den katholischen Befreiungstheologen in Südamerika. Der kolumbianische Priester Camilo Torres, der sein Leben im Kampf für die Armen ließ, ist ein Beispiel dafür. Ein anderes ist der nicaraguanische Priester Ernesto Cardenal. Er gründete in der Zeit der Somoza-Diktatur nach dem Vorbild der Urgemeinde eine klosterartige Genossenschaft für die Bauern der Solentiname-Inseln[9]. Wie Müntzer mit seinen Gottesdiensten seine Gemeindeglieder stärken und mobilisieren wollte, so auch Cardenal mit seiner Verkündigung, der er mit seinen „Psalmen" einen poetischen Ausdruck gegeben hat. So konnte er sich mit seinen Freunden dem Kampf gegen Somoza anschließen, der schließlich 1979 zu dessen Sturz führte. Nach Übernahme eines Regierungsamtes danach wurde er vom Papst Johannes Paul II. öffentlich gedemütigt und von seinem Amt als Priester suspendiert.

Auch die Befreiungstheologie insgesamt ist geächtet worden – von Joseph Ratzinger, als der noch Chef der Glaubenskongregation war. Andere Kräfte aller-

---

8 Beide Zitate in: Walther von Loewenich „Geschichte der Kirche" (1957), S. 227 u. 229.
9 Dort entstand das Buch „Das Evangelium der Bauern von Solentiname".

dings, außerhalb der Kirche, haben sich nun, wie ich meine, in Südamerika dieses Erbes angenommen.

Auch für uns hier bleibt m. E. die Aufgabe, das Erbe Müntzers in der Erinnerungskultur unseres Volkes weiterzugehen, gerade auch angesichts einer schleichenden Abwicklung dieses Mannes, von der ich eingangs sprach. Die Ausführungen zum Bauernkrieg, die Gustav Heinemann in seiner Zeit als Bundespräsident vortrug, bleiben aktuell! (s. *Anlage 7.5*).

Anlagen

1 Veröffentlichungen Müntzers und Luthers 1520–1525

Müntzer	Luther
	1520 „An den christlichen Adel deutscher Nation von des christlichen Standes Besserung" (hierin: „Priestertum aller Gläubigen") „Von der Babylonischen Gefangenschaft der Kirche" „Von der Freiheit eines Christenmenschen" (Philipp Melanchthon) „Loci communes"
1521 „Das Prager Manifest"	
	1522 „Septemberbibel" (Neues Testament in Deutsch)
1523 „Deutsche-evangelische Messe" „Ordnung und Berechnung des Deutschen Amtes zu Allstedt" „Deutsches Kirchenamt"	„Von weltlicher Obrigkeit"
1524 „Von dem gedichteten Glauben" „Protestation oder Erbietung"	„An die Ratsherren aller Städte" „Von Kaufhandlung und Wucher"
13. Juli „Die Fürstenpredigt" (Auslegung Daniel 2. Kap.) *25. Juli* „Brief an Schösser Zeiss (f. gewaltfreie Umwandlung) „Ausgedrückte Entblößung des falschen Glaubens" (ed. in Mühlhausen) „Hochverursachte Schutzrede und Antwort wider das geistlose, sanftlebende Fleisch zu Wittenberg, welches mit verkehrter Weise durch den Diebstahl der Heiligen Schrift die erbarmungswürdige Christenheit so ganz jämmerlich besudelt hat" (ed. in Nürnberg)	*18. Juni* „Ein Brief an die Fürsten zu Sachsen von dem aufrührerischen Geist"
	15. August Warnbrief an den Rat zu Mühlhausen
1525 *26./27. April* Brief an die Allstedter („Knappenbrief")	*Ende April* „Ermahnung zum Frieden auf die zwölf Artikel der Bauernschaft in Schwaben"
9. Mai Brief an die Eisenacher *17. Mai* Brief an die Mühlhäuser aus der Haft in Heldrungen	*9. Mai* „Wider die räuberischen und mörderischen Rotten der Bauern"
	Juni „Sendbrief von dem harten Büchlein wider die Bauern"

2 Zeittafel zu Müntzer, Luther, Zeitgeschehen (bis 1525)

Müntzer	Luther	Zeitgeschehen
	1483 *10. Nov.* in Eisleben	
um 1489 in Stolberg/Harz geboren	geboren	
	1505 Eintritt ins Kloster	
1506 Studium in Leipzig		
	1508 Professor in Wittenberg	
	1510 Romreise	
1512 Studium in Frankfurt/Oder		
1513 oder 1514 Priesterweihe		Aufstände „Armer
1515 Magister		Konrad"
1516 Propst in Froese		
1517 Braunschweig	*31.(?) Oktober* 95 Thesen	
1518 Wittenberg, hier Bekanntschaft mit Luther	Verhör Luthers in Augsburg	
1519 Jüterborg, Orlamünde; Beobachter der Disputation Luthers mit Eck in Leipzig		Tod Kaiser Maximilians I., Wahl Karls V. zum Kaiser
1520 Weißenfels, auf Vorschlag Luthers nach Zwickau	päpstliche Bannandrohungsbulle	
	10. Dez. Verbrennung der Bulle	
1521 Vertreibung aus Zwickau, zwei Reisen nach Prag Vertreibung aus Prag	*18. April* vor Kaiser und Reich in Worms *8. Mai* Reichsacht *Mai bis März* **1522** Wartburg	
1522 Wittenberg, Nordhausen, Glaucha bei Halla	„Fastenpredigten" gg. „Reformation	
1523 Vertreibung aus Glaucha, Allstedt (St. Johannis) Heirat mit Ottilie von Gersen	von unten"	
1524 Gründung des Allstedter Bundes		
24. März Zerstörung der Mallerbacher Kapelle		

Müntzer	Luther	Zeitgeschehen
Geburt eines Sohnes		*Juni* Beginn des
13. Juli „Fürstenpredigt" in der		Bauernkriegs in
Allstedter Schlosskapelle		Süddeutschland
1. August Verhör in Weimar		
7./8. August Flucht aus Allstedt		
nach Mühlhausen		
Anstellung in Mühlhausen,		
„Ewiger Bund Gottes", „11		
Artikel"		
27. Sept. Ausweisung zusammen		
mit Heinrich Pfeiffer		
Nürnberg, Basel, Grießen im		
Klettgau, dort Predigten und		
Artikel „wie man regieren		
soll"		
1525 *Februar* Müntzer in Mühl-		
hausen wieder Pfarrer in Ma-		
rien		*19. März*
März „Ewiger Rat"		„12 Artikel"
	April Predigten in den	*16. April*
	Aufstandsgebieten	„Weinberg"
1.–5. Mai Bauernzug durch das		*17. April*
Eichsfeld		„Weingarten"
10./11. Mai Zug nach Frankenhau-		*5. Mai* Tod Fried-
sen		richs des Weisen
15. Mai Schlacht bei Frankenhau-		
sen, Gefangennahme		
16. Mai Folter und Verhör auf		
Schloss Heldrungen		
27. Mai Enthauptung Müntzers und		
Pfeiffers bei Mühlhausen;		
ihre Häupter werden zur		
Schau aufgespießt.		
Nach August ist die Frau Müntzers	*13. Juni* Luther heiratet	
nach Umherirren mit ihren	die ehemalige Non-	
Kindern in Thüringen ver-	ne Katharina von	
schollen	Bora	

3　Literaturhinweise zu Thomas Müntzer

Blickle, Peter, Der Bauernkrieg. Die Revolution des Gemeinen Mannes. 3. Auflage München 2006.

Bloch, Ernst, Thomas Müntzer als Theologe der Reformation. Frankfurt/M. 1963.

Brendler, Gerhard, Thomas Müntzer – Geist und Faust. Berlin (Ost) 1989.

Elliger, Walter, Thomas Müntzer. Göttingen 1960.

Engelmann, Bernt, Die gescheiterte Revolution, in: B. E., Wir Untertanen. Ein deutsches *Anti* Geschichtsbuch. München 1974.

Engels, Friedrich, Der deutsche Bauernkrieg, 1850, in: Karl Marx, Friedrich Engels, Über Religion, 1958, S. 77–94.

Forte, Dieter, Martin Luther & Thomas Münzer oder Die Einführung der Buchhaltung. [Theaterstück]. Verlag Klaus Wagenbach 1971.

Franz, Günther, Der deutsche Bauernkrieg. 1. Auflage München 1933, 12. Auflage Darmstadt 1982.

Goertz, Hans-Jürgen, Thomas Müntzer. Mystiker, Apokalyptiker, Revolutionär. München 1989.

Herrmann, Horst, Thomas Müntzer, in: Adolf Holl, Die Ketzer. Hamburg 1994, S. 121 ff.

Müntzer, Thomas, Die Fürstenpredigt, bearbeitet und interpretiert von Peter Fellenberg, 1998.

Steinmetz, Max, Deutschland 1476 bis 1648. Berlin (Ost), 1967.

Vogler, Günter, Thomas Müntzer. Berlin (Ost) 1989.

Wehr, Gerhard, Thomas Müntzer, Schriften und Briefe. Frankfurt/M. 1973.

Wolgast, Eike, Der gemeine Mann bei Thomas Müntzer – und danach. Thomas-Müntzer-Gesellschaft, Heft 7, Mühlhausen 2006.

Zitelmann, Arnulf, „Ich will donnern über sie!". Die Lebensgeschichte des Thomas Müntzer. Weinheim 1989.

Zimmermann, Wilhelm, Geschichte des großen Bauernkrieges. Stuttgart 1840–44; Volksausgabe Berlin (Ost) 1974.

4 Bibeltexte (Altes Testament), die von Thomas Müntzer als entscheidende Belege herangezogen wurden

5. Mose 7 Vers 6: Denn du bist ein heiliges Volk dem Herrn, deinem Gott. Dich hat der Herr, dein Gott, erwählt zum Volk des Eigentums aus allen Völkern, die auf Erden sind.

5. Mose 13 Vers 6: Der Prophet oder der Träumer soll sterben, weil er euch gelehrt hat, abzufallen von dem Herrn.

Jesaja 5 Vers 8: Weh denen, die ein Haus zum anderen bringen und einen Acker an den andern rücken, bis kein Raum mehr da ist und sie allein das Land besitzen.

Daniel 2 Vers 45 f.: So hat der große Gott dem König kundgetan, was dereinst geschehen wird. Der Traum ist zuverlässig und die Deutung ist richtig. Da fiel der König Nebukadnezar auf sein Angesicht und warf sich nieder vor Daniel [...] und sprach: Es ist kein Zweifel: Euer Gott ist ein Gott über alle Götter.

Daniel 7 Vers 26 f.: (Daniel hatte einen Traum und sah:) Am Ende wird das Gericht gehalten werden [...], und das Reich und die Macht und die Gewalt über die Königreiche unter dem ganzen Himmel wird dem Volk der Heiligen des Höchsten gegeben werden, dessen Reich ewig ist, und alle Mächtigen werden ihm dienen und gehorchen.

Hosea 13 Vers 13: Ich gebe die Könige in meinem Zorn und will sie dir nehmen in deinem Grimm.

Micha 3 Vers 1 ff.: Höret, ihr Herren im Hause Israel: Ihr solltet die sein, die das Recht kennen. Aber ihr hasset das Gute und liebet das Arge. Ihr schindet ihnen die Haut ab und das Fleisch von ihren Knochen und fresset das Fleisch meines Volkes [...] Und wenn ihr nun zum Herrn schreit, wird er euch nicht erhören, [...] wie ihr mit eurem bösen Treiben verdient habt.

5 Bibeltexte (Neues Testament), die von Thomas Müntzer als entscheidende Belege herangezogen wurden

Matthäus 9 Vers 37 f.: Jesus sprach zu seinen Jüngern: Die Ernte ist groß, aber es sind nur wenige Arbeiter da. Darum bittet den Herrn der Ernte, dass er Arbeiter in seine Ernte sende.

Matthäus 10 Vers 34:	Jesus sprach: Ihr sollt nicht meinen, dass ich gekommen bin, Frieden auf Erden zu bringen. Ich bin nicht gekommen, Frieden zu bringen, sondern das Schwert.
Matthäus 13 Vers 30:	Jesus sprach zu seinen Jüngern: Lasst beides, den Weizen und das Unkraut, miteinander wachsen bis zur Ernte. Und um die Erntezeit will ich zu den Schnittern sagen: Sammelt zuerst das Unkraut und bindet es in Bündel, damit man es verbrenne. Aber den Weizen sammelt mit in meine Scheune.
Matthäus 16 Vers 24 f.:	Jesus sprach zu seinen Jüngern: Wer mir nachfolgen will, der verleugne sich selbst und nehme sein Kreuz auf sich und folge mir nach. Denn wer sein Leben erhalten will, der wird's verlieren. Wer aber sein Leben um meinetwillen verliert, der wird's finden.
Lukas 1 Vers 51–54: (aus dem *Magnificat*)	Er [der Erlöser] vollbringt machtvolle Taten mit seinem Arm und zerstreut alle, die in ihrem Herzen hochmütig sind. Er stößt die Machthaber vom Thron und erhebt die Niedrigen. Die Hungernden sättigt er mit Gütern und lässt die Reichen leer ausgehen.
Apostelg. 2 Vers 44 ff.:	Aber alle, die glaubten, waren beieinander und hatten alles gemeinsam. Sie verkauften Besitz und Habe und teilten den Erlös unter allen, je nachdem es einer nötig hatte. Und sie waren täglich im Tempel einmütig beieinander und brachen in den einzelnen Häusern das Brot und nahmen die Mahlzeiten ein voll Freude und mit lauteren Herzen.
Apostelg. 5 Vers 29:	Petrus und die Apostel antworteten: Man muss Gott mehr gehorchen als den Menschen.
Römer 8 Vers 17:	Sind wir aber Kinder (Gottes), so sind wir auch Erben, nämlich Gottes Erben und Miterben Christi; denn so gewiss wir mit ihm leiden, werden wir auch mit ihm zur Herrlichkeit erhoben werden.
Römer 13 Vers 1–4:	Jedermann soll sich denen unterordnen, die die Regierungsgewalt ausüben. Denn es gibt keine staatliche Gewalt, die nicht von Gott kommt. [...] Wer sich (aber) der staatlichen Gewalt widersetzt, der widerstrebt der Anordnung Gottes. Denn sie ist Gottes Dienerin dir zugut. [...] Tust du aber Böses, so fürchte dich. Denn sie trägt das Schwert nicht ohne Grund.

6 Texte von Thomas Müntzer, Martin Luther u. a.

6.1 „Dieses unerträglichen und bösen Schadens der Christenheit habe ich mich erbarmt und zu Herzen genommen, nachdem ich mit ganzem Fleiß der alten Väter Geschichten gelesen habe. Ich finde, dass nach dem Tode der Apostelschüler die unbefleckte jungfräuliche Kirche durch den geistlichen Ehebruch zur Hure geworden ist. [...] In eurem Lande wird die neue apostolische Kirche angehen. [...] Thomas Müntzer will keinen stummen, sondern einen redenden Gott anbeten."
(aus: Th. M., Prager Manifest, 1521)

6.2 „Ein (geistlich) unerprobter Mensch, der (nur) auf Gottes Worten pocht, wird nichts ausrichten als Wind fegen. Gott hat seine Auserwählten von Anfang an aufs höchste erprobt und vor allem seinen eignen Sohn nicht verschont, damit er das rechte Ziel der Seligkeit sein und den einzigen engen Weg zeigen sollte, den die wollüstigen Schriftgelehrten ewig nicht finden können. [...] Sieh an, du wirst finden, dass niemand an Christus glauben kann, er muss ihm zuvor gleich werden."
(aus: Th. M., Von dem gedichteten Glauben, 1524)

6.3 „Nachdem der ausgetriebene Satan ein Jahr oder drei durch die dürre Stätte umhergelaufen ist, Ruhe gesucht und nicht gefunden hat, hat sich in E. F. G. (Euer Fürstlich Gnaden) Fürstentum niedergelassen und zu Allstedt ein Nest gemacht und denkt unter unserem Frieden Schirm und Schutz wider uns zu fechten. [...] Wo sie aber mehr tun wollen als mit dem Wort fechten, auch brechen und mit der Faust schlagen wollen, da sollen E. F. G. zugreifen, es seien wir oder sie, und (ihm) stracks das Land verbieten."
(aus: M. L., Ein Brief an die Fürsten zu Sachsen von dem aufrührerischen Geist, 18. Juni 1524)

6.4 „Wollt ihr nun rechte Regenten sein, so musst ihr das Regiment bei der Wurzel anpacken, so wie Christus es befohlen hat. Treibt seine Feinde von den Auserwählten weg. [...] Darum lasset die Übeltäter nicht leben, die uns von Gott abwenden. [...] Damit das aber redlicherweise und (sachgerecht) geschehe, so sollen das unsere teuren Väter, die Fürsten tun, die Christus mit uns bekennen. Wo sie das aber nicht tun, so wird ihnen das Schwert genommen werden, Daniel 7."
(aus: Th. M., Die Fürstenpredigt, 13. Juli 1524)

6.5 „Ehrsame, weise, liebe Herrn, es haben mich gute Freunde gebeten, nachdem es erschollen ist, wie sich einer, genannt Magister Thomas Müntzer, zu euch in eure Stadt zu begeben willens sei. Euch hierinnen treulich zu raten und warnen, vor seiner Lehre, die er aus Christus Geist hoch rühmet, zu hüten. [...] Bitte derhalben, wollet gar fleißig euch fürchten vor diesem falschen Geist und Propheten, der in Schafskleidern daher gehet und ist in-

wendig ein reißender Wolf. Denn er hat nun an vielen Orten, sonderlich in Zwickau und jetzt zu Allstedt bewiesen, was er für ein Baum ist, weil er keine andere Frucht trägt, denn Mord und Aufruhr und Blutvergießen anzurichten."
(aus: M. L., Brief an den Rat der Reichsstadt Mühlhausen am 15. August 1524)

6.6 „Sieh zu, die Grundsuppe des Wuchers, der Dieberei und Räuberei sind unsere Herren und Fürsten; (sie) nehmen alle Kreatur zum Eigentum: die Fische im Wasser, die Vögel in der Luft, das Gewächs auf Erden muss alles ihrer sein (Jes. 5). Darüber lassen sie dann Gottes Gebot ausgehen unter die Armen und sprechen: Gott hat geboten: Du sollst nicht stehlen. Es (hilft) ihnen aber nicht. So sie nun alle Menschen (nötigen), den armen Ackersmann, Handwerksmann und alles, was da lebt, schinden und schaben (Micha 3), und wenn (einer) sich am allergeringsten vergreift, so muss er hängen. Da sagt dann Doktor Lügner (auch noch): Amen. (Dabei) machen die Herren das selber, dass ihnen der arme Mann feind wird. Die Ursache des Aufruhrs wollen sie nicht wegtun, wie kann es (auf) die Dauer gut werden? Wenn ich das sage, muss ich aufrührerisch werden, wohlan!"
(aus: Th. M., Hochverursachte Schutzrede, Ende 1524)

6.7 „Vielleicht hat man den armen Leuten zu solchem Aufruhr Ursache gegeben und besonders durch das Verbot des Wortes Gottes. So werden die Armen in vielen Wegen von uns weltlichen und geistlichen Obrigkeiten beschwert. Gott wende seinen Zorn von uns. Will es Gott haben, so wird es so ausgehen, dass der gemeine Mann regieren soll."
(aus: Brief Friedrichs des Weisen, Kurfürst von Sachsen, an seinen Bruder, Mitregenten und Nachfolger, Herzog Johann, April 1525)

6.8 „Es ist hohe Zeit, haltet eure Brüder alle dazu an, dass sie göttliches Gezeugnis nicht verspotten, sonst müssen sie alle verderben. Das ganze deutsche, französische und welsche Land ist wach. Der Meister will das Spiel machen, die Bösewichter müssen dran. [...] Allein das ist meine Sorge, dass die närrischen Menschen sich in einen falschen Vertrag einwilligen, darum dass sie den Schaden noch nicht erkennen. [...] Dran, dran, dran! Lasst euch nicht erbarmen, (auch wenn) euch der Esau gute Worte vorschlägt (1. Mose 33). Seht nicht an den Jammer der Gottlosen. [...] Dran, dran, solange das Feuer heiß ist. Lasset eure Schilder nicht kalt werden, erlahmt nicht! Schmiedet pinkepanke auf den Ambossen Nimrods, werfet ihnen den Turm zu Boden! Es ist nicht möglich, solange sie leben, dass ihr der menschlichen Furcht leer werden solltet. Man kann euch von Gott nichts sagen, solange sie über euch regieren. Dran, dran, solange ihr Tag habt; Gott geht euch voran, folget, folget! Die Geschichten stehen geschrieben Matth. 24; Hes. 34; Daniel 7; Esra 10; Offb. 6, welche Schriften

alle Röm. 13 erklären. Thomas Müntzer, ein Knecht Gottes wider die Gott-losen."
(aus: Th. M., Brief an die Allstedter, 26./27. April 1525, „Manifest an die Mansfelder Berggesellen")

6.9 „Drum soll hier zuschmeißen, würgen und stechen, heimlich oder öffent-lich, wer da kann, und gedenken, dass nichts Gefährlicheres, Schädlicheres, Teuflischeres sein kann, als ein aufrührerischer Mann. Gleich als wenn man einen tollen Hund totschlagen muss; schlägst du nicht, so schlägt er dich und ein ganzes Land mit dir. […] Solche wunderlichen Zeiten sind jetzt, dass ein Fürst den Himmel mit Blutvergießen verdienen kann, besser als andere mit Beten. […] Drum, liebe Herren, löset hier, errettet hier, helft hier, erbarmet euch der armen Leute, steche, schlage, würge hier, wer da kann! Bleibst du darüber tot, wohl dir, seligeren Tod kannst du nimmer-mehr bekommen. Denn du stirbst (dann) im Gehorsam göttlichen Wortes und Befehls (Röm. 13.4) und im Dienst der Liebe, deinen Nächsten zu er-retten aus der Hölle und Teufelsbanden."
(aus: M. L., Wider die räuberischen und mörderischen Rotten der Bauern, ed. am 9. Mai 1525)

6.10 „Heil und Seligkeit durch Angst, Tod und Hölle – zuvor, liebe Brüder! Nachdem es Gott also wohlgefällt, dass ich vonhinnen scheiden werde in wahrhaftiger Erkenntnis göttlichen Namens und Erstattung etlicher Miss-stände, vom Volk angenommen, das mich nicht recht verstanden, allein ei-genen Nutzen angesehen (hat), der zum Untergang göttlicher Wahrheit ge-langt, bin ich's auch herzlich zufrieden, dass es Gott also verfügt hat, mit allen seinen vollzogenen Werken, welche nicht nach dem äußerlichen An-sehen, sondern nach der Wahrheit geurteilt werden (Joh. 7)."
(aus: Th. M., Abschiedsbief an die Mühlhäuser aus der Gefangenschaft in Heldrungen am 17. Mai 1525)

6.11 „Wohlan, wer den Müntzer gesehen hat, der mag sagen, er habe den Teufel leibhaftig gesehen in seinem höchsten Grimm. O Herr Gott, wo solcher Geist in den Bauern auch ist, wie hohe Zeit ist's, dass sie erwürgt werden wie die tollen Hunde."
(aus: M. L., Brief an Johann Rühel, Berater des Mansfelder Grafen, am 30. Mai 1525 – 3 Tage nach Müntzers Hinrichtung)

6.12 „Ein Aufrührerischer ist nicht wert, dass man ihm mit Vernunft antworte, denn er nimmt's nicht an; mit der Faust muss man solchen Mäulern antwor-ten, dass der Schweiß zur Nasen ausgehe. Die Bauern wollten auch nicht hören, ließen sich gar nichts sagen; da musste man ihnen die Ohren auf-knäufeln mit Büchsensteinen, dass die Köpfe in die Luft sprangen. Zu sol-chen Schülern gehört eine solche Rute. Wer Gottes Wort nicht hören will mit Güte, der muss den Henker hören mit der Schärfe. Sagt man, ich sei gar ungütig und unbarmherzig hierin, antworte ich: Barmherzigkeit hin, Barmherzigkeit her, wir reden jetzt von Gottes Wort, der will den König geehrt und den Aufrührerischen verderbt haben, und ist doch wohl so barmherzig, als wir sind."

(aus: M. L., Sendbrief von dem harten Büchlein wider die Bauern, Juni 1525)

6.13 „Der Teufel hat einen besessen, der hieß Thomas Müntzer, der war in der heiligen Schrift wohl gelehrt, blieb aber nicht auf der Bahn der Heiligen Schrift, sondern der Teufel narrte ihn und trieb ihn von der Schrift, dass er anfing, nicht mehr vom Evangelium zu predigen und wie die Leute sollten fromm werden, sondern erdichtete sich aus falschem Verstand der Heiligen Schrift falsche und aufrührerische Lehre."

(aus: Philipp Melanchthon, engster Mitarbeiter Luthers, Die Histori Thome Müntzers, 1525)

6.14 „Ebenso [wie Erasmus] habe ich auch Müntzer getötet; der Tod liegt auf meinem Hals. Ich tat es aber deshalb, weil er selber meinen Christus töten wollte." „Ich habe im Aufruhr alle Bauern erschlagen; all ihr Blut ist auf meinem Hals. Aber ich schiebe es auf unseren Herrgott; der hat mir befohlen, solches zu tun."

(aus: M. L., Tischreden 1533)

6.15 „Gott, heilger Schöpfer aller Stern, erleucht uns, die wir sind so fern, dass wir erkennen Jesus Christ, der für uns Mensch geworden ist. [...] Gezeigt hat er sein groß Gewalt, dass es in aller Welt erschallt, sich beugen müssen alle Knie im Himmel und auf Erden hie."

(aus: Th. M., Adventslied (Strophe 1 u. 4), 1523) (im gegenwärtig geltenden Kirchengesangbuch Nr. 3)

[Die Zitate sind der o.a. Schrift von G. Wehr entnommen. Die Texte sind sprachlich dem heutigen Gebrauch angepasst. Außerdem: R. Jönscher, Ausstellungsbegleiter Mühlhausen, S. 17]

7 Texte zu Thomas Müntzer und Martin Luther

7.1 „Im Märzmonat 1525 hat der Tumult in Schwaben und Franken angefangen, und da die Bauern Luthers Ermahnung nicht folgten, schrieb er wider sie als aufrührerische, meineidige Räuber, Diebe und Mörder sehr heftig, ermahnte auch alle Oberherren, sie mit Feuer und Schwert zu verfolgen. [...] Indessen hatte in Thüringen Thomas Müntzer angefangen, das Volk wider die Oberen aus den obgedachten Ursachen und Bedrückungen aufzureizen [...]. Müntzer mag es auch ernst gemeint haben, wenn er gepredigt haben soll, Luther hätte zwar etwas getan bei der Entlarvung des Papsttums, aber er hätte den Grund noch nicht ganz gehoben und noch viel übrig gelassen. Da er die große Ungerechtigkeit, Tyrannei und andere Sünden gesehen [...], zog er viele im geheimen zu sich [...]. (Nach der Schlacht bei Frankenhausen) wurde auch vielen (Bauern), denen man Gnade versprochen , die Zusage nicht gehalten, sondern viele Hunderte, ja Tausende sind jämmerlich niedergemetzelt worden. Von den Oberen ist sowohl vorher durch ihre unmäßigen Bedrückungen als auch nachher bei der grausamen Hinrichtung des armen Volkes viel gesündigt worden."
(aus: Gottfried Arnold, Unparteiische Kirchen- und Ketzergeschichte, 1699/1700. Neuausgabe durch Renate Riemeck bei Koehler & Amelang Leipzig, o. J. (um 1975), S. 299 ff.)

7.2 „Siehe zu, die Grundsuppe des Wuchers [siehe Zitat 6.6]. So sprach vor 300 Jahren Thomas Münzer, einer der heldenmütigsten und unglücklichsten Söhne des deutschen Vaterlandes, ein Prediger des Evangeliums, das nach seiner Meinung nicht bloß die Seligkeit im Himmel verhieß, sondern auch die Gleichheit und Brüderlichkeit der Menschen auf Erden befehle. Der Doktor Martinus Luther war anderer Meinung und verdammte solche aufrührerischen Lehren, wodurch sein eigenes Werk, die Loslösung von Rom und die Begründung des neuen Bekenntnisses, gefährdet wurde; und vielleicht mehr aus Weltklugheit denn aus bösem Eifer schrieb er das unrühmliche Buch gegen die unglücklichen Bauern. Pietisten und servile Duckmäuser haben in jüngster Zeit dieses Buch wieder ins Leben gerufen und die neuen Abdrücke ins Land herum verbreitet, einerseits um den hohen Protektoren zu zeigen, wie die reine lutherische Lehre den Absolutismus unterstütze, andererseits um durch Luthers Autorität den Freiheitsenthusiasmus in Deutschland niederzudrücken. Aber ein heiligeres Zeugnis, das aus dem Evangelium hervorblutet, widerspricht der knechtischen Ausdeutung und vernichtet die irrige Autorität; Christus, der für die Gleichheit und Brüderschaft der Menschen gestorben ist, hat sein Wort nicht als Werkzeug des Absolutismus offenbart, und Luther hatte unrecht, und Thomas Münzer hatte recht."
(aus: Heinrich Heine, Französische Zustände, Beilage zu Artikel VI, 1831/2)

7.3 „Während sich in dem ersten der drei großen Lager, im *konservativ-katholischen,* alle Elemente zusammenfanden, die an der Erhaltung des Bestehenden interessiert waren, also die Reichsgewalt, die geistlichen und ein Teil der weltlichen Fürsten, der reiche Adel, die Prälaten und das städtische Patriziat, sammeln sich um das Banner der *bürgerlich gemäßigten lutherischen* Reform die besitzenden Elemente der Opposition, die Masse des niederen Adels, die Bürgerschaft und selbst ein Teil der weltlichen Fürsten, der sich durch Konfiskation der geistlichen Güter zu bereichern hoffte und die Gelegenheit zur Erringung größerer Unabhängigkeit vom Reich benutzen wollte. Die Bauern und Plebejer endlich schlossen sich zur *revolutionären* Partei zusammen, deren Forderungen und Doktrinen am schärfsten durch Thomas Münzer ausgesprochen wurden. Luther und Münzer repräsentierten nach ihrer Doktrin wie nach ihrem Charakter und ihrem Auftreten jede seine Partei vollständig."
(aus: Friedrich Engels, Der deutsche Bauernkrieg, (vgl. Anlage 3), S. 82)

7.4 „Noch heute wird es nicht schwer fallen, ihm [Thomas Müntzer] religiösen Überschwang, Gewalttätigkeiten und allerlei Grobheiten nachzusagen. Unwirksam machen konnte und kann man ihn auf die Dauer nicht. Der Enthauptete, noch als Leichnam von manchen seiner Zeitgenossen gefürchtet, erhebt abermals sein Haupt, nicht weniger gebieterisch, nicht weniger herausfordernd und nicht weniger anklagend als der Prediger unter den Zwickauer Propheten, als der Verfasser des Prager Manifestes oder als der Insurgent inmitten der Bauern und der Mansfelder Bergknappen. Christen und Marxisten haben entdeckt, dass mit dem Namen des Mannes aus Stolberg die permanente Frage nach der sozialen Gerechtigkeit eng verknüpft ist [...] und dass die Sehnsucht nach dem kommenden Reich, die Suche nach der Realität des Spirituellen in der Schrift nicht in das Ghetto einer weltfernen Innerlichkeit gehören. Die mystische Innenerfahrung vermag nach Müntzers Überzeugung Impulse freizusetzen für seine Sendung und Aktivität mitten in den Realitäten dieser Welt."
(aus: Gerhard Wehr, Thomas Müntzer (vgl. Anlage 3), S. 23.)

7.5 [Hinzuweisen ist] „auf unseren Anteil an den besten abendländischen Überlieferungen und an den großen europäischen Zeugnissen des Ringens um Menschenrecht und Menschenwürde. Die Bauernkriege zur Zeit Luthers und die Paulskirche 1848/49 nahmen Anläufe in solcher Richtung. Aber das alles wurde niedergeschlagen [...]. Die Abstützung der lutherischen Reformation auf die Landesfürsten und Magistrate behinderte die gebotene Entwicklung der neuen Kirchen zu Gemeindekirchen von gleichgestellten Gliedern. Sie behinderte darüber hinaus mittelbar auch eine staatsbürgerliche Gleichstellung, wie sie einer Demokratie eigen ist [...]. Aber nichts kann uns hindern, in der Geschichte unseres Volkes [weiter, H.H.] nach jenen Kräften zu spüren und ihnen Gerechtigkeit widerfahren zu lassen, die dafür geliebt und gekämpft haben, damit das deutsche Volk politisch mündig und moralisch verantwortlich sein Leben und seine Ordnung selbst gestalten kann."

(aus: Gustav Heinemann, Bundespräsident 1969–1974, Reden 1969, 1971, in: FR 17. Mai 1975, Feuilleton „Auf den Bauernkrieg folgte die Refeudalisierung. Gedanken zum 450. Jahrestag einer deutschen Freiheitsbewegung", und Gerhard Wehr (s. Anlage 3))

7.6 „Müntzer, am eignen Land gescheitert, soll ein Mann für die Kenner bleiben, die seinen Tod verwalten. Unwissenheit und Desinteresse sind wirksamste Waffen gegen Hoffnung. Deutsche Vergessensarbeit tut ihr Werk; seit die DDR fiel, die sich dieses Mannes gern erinnerte, darf Thomas Müntzer doppelt vergessen sein. Allenfalls ist die Rede von einem umstrittenen Theologen. Doch was genau besagt ‚umstritten sein'? Der Begriff wirft seine Beweislast auf das Opfer und verdeckt die Tat der Bestreitenden. Im Geiste Müntzers zu handeln bedeutet dagegen: sich nicht mit solcher Schäbigkeit abzufinden, Ross und Reiter zu nennen, die Interessen derer aufzudecken, die Müntzer als umstritten abtun, so konkret wie möglich zu klären, bei wem und aus welchen Gründen ein Mensch bestritten ist […]. Dieser Tote ist nicht tot. Staat ist mit dem Ermordeten allerdings nicht zu machen. Während Luther mittlerweile als Sympathieträger empfohlen ist, wird Müntzer den Ruch des Fremden nicht los. […] Wer weiß von Straßen, Plätzen, Kirchen, die nach ihm benannt sind – und nicht in den neuen Bundesländern liegen? In einem Land wie der früheren Bundesrepublik, das Königsalleen, Kaiserstraßen, Lutherkirchen zuhauf vorweist, wurde Thomas Müntzer noch nicht einmal in eine Nebenstraße abgedrängt."

(aus: Horst Herrmann, Thomas Müntzer, in: Adolf Holl, Die Ketzer, 1994, S. 120–139, hier: S. 138 f.)

Harald Neuber

Zweite Befreiung

Lateinamerika löst sich von der Dominanz der Industriestaaten

Lateinamerika befindet sich im Aufbruch. Galt das links regierte Kuba noch vor einem Jahrzehnt als Exot in der regionalen Staatengemeinschaft, als Überbleibsel aus dem Kalten Krieg, hat inzwischen ein halbes Dutzend Länder südlich der USA einen „Sozialismus des 21. Jahrhunderts" zur Leitlinie ihrer Politik erklärt. Angeführt wird diese Bewegung von Venezuela, Bolivien und Ecuador. Was ihren Sozialismus von dem gescheiterten Vorgängersystem in Europa unterscheiden soll, ist zwar erst in groben Zügen geklärt. Auch bestehen in seiner Auslegung durch die verschiedenen Staaten zum Teil erhebliche Unterschiede. Doch eines eint die neue Linke in Südamerika sogar mit den sozialdemokratischen und liberalen Führungen der Region: die Ablehnung des ultraliberalen Wirtschaftsmodells, das ihnen vom Internationalen Währungsfonds (IWF) und Weltbank über Jahrzehnte hinweg aufgezwungen wurde. Politisch und wirtschaftlich will Lateinamerika souverän sein. Das Wort der „zweiten Befreiung" macht die Runde. Die erste wurde gegen die spanischen Kolonisatoren durchgesetzt – vor rund 200 Jahren.

In den USA und Europa trifft das neue Selbstbewusstsein südlich des Rio Bravo auf ein geteiltes Echo. Während die Linke auch in Deutschland das Geschehen in Lateinamerika mit wachsender Sympathie verfolgt, reagieren konservative Kreise mit alten Feindbildern. „Durch staatszentralistische Maßnahmen werden die Ressourcen der venezolanischen Bevölkerung für die eigenen populistischen Zwecke des Staatspräsidenten Chávez missbraucht", beklagte die Unionspolitikerin Anette Hübinger noch Anfang Juni 2008 im Bundestag. Der Sozialdemokrat Ditmar Staffelt kritisierte mit Blick auf Venezuela, dass dort „freie Gewerkschaften und auch freie Medien in ihrer Arbeit behindert" würden.

Die Verfechter der lateinamerikanischen Linken lassen sich jedoch nicht beirren. Die Regierungen in Venezuela und Bolivien erhielten von der Bevölkerung Unterstützung, um „endlich die desaströsen Folgen des Neoliberalismus zu überwinden", sagte die Bundestagsabgeordnete der Linken, Monika Knoche. Von ihrer Parteigenossin Cornelia Hirsch stammt die pointierte Äußerung, sie hoffe, dass „etwas von der revolutionären Kraft Lateinamerikas auch hier ankommt".

Auf beiden Seiten wird die Debatte von positiven und negativen Vorurteilen bestimmt. Sozialismus – dieses Reizwort lenkt oft von einem sachlichen Blick auf das politische Geschehen in Lateinamerika ab. Unbeachtet bleibt dadurch oft, dass die dortigen linken Projekte auf eine sehr unterschiedliche Geschichte zurückblicken. Vor allem aber wird außer Acht gelassen, dass es der Neoliberalismus war, der die soziale Krise in Lateinamerika verursacht und zu einem Zusammenbruch der alten politischen Machtsysteme geführt hat.

Die linken Führungen sind wie Phönix aus der Asche gestiegen. Und sie lassen keinen Zweifel daran, dass sie weder eine Rückkehr der alten neoliberalen Ordnung noch der Herrschaft der prowestlichen Oligarchien zulassen werden.

Venezuela: Arme und Armee

Bestes Beispiel dafür ist Venezuela. Unter direktem Einfluss Washingtons hatten dort Sozial- und Christdemokraten 1958 einen politischen Pakt mit dem Ziel geschlossen, die linken Kräfte, allen voran die Kommunistische Partei, aus dem politischen System auszuschließen. Diese „paktierte Demokratie", von der Politologen heute sprechen, führte zu einer Phase innenpolitischer Gewalt, die die venezolanische Gesellschaft bis heute nicht überwunden hat. Zehntausende Menschen verloren im Kampf zwischen einer von der KP Venezuela unterstützten Guerilla und den Regierungstruppen ihr Leben. Die Ausgrenzung der Linken sollte ursprünglich den Einfluss der Sowjetunion in Südamerika mindern. Als Folge der militärischen Unterdrückung entstand in Venezuela aber eine Oligarchie, die sich in Christdemokraten (COPEI) und Sozialdemokraten (AD) organisierte – zwei Parteien, die sich über Jahrzehnte hinweg die Macht zuspielten. Die politische Marginalisierung ging mit wirtschaftlicher Ausgrenzung großer Teile der Bevölkerung einher. Wiesen die Statistiken in Venezuela 1975 noch 33 Prozent der Bevölkerung als arm aus, waren es 1995 bereits 70 Prozent.

Die tief greifende soziale Krise hatte bereits 1989 zu einem Aufstand der Bevölkerungsmassen geführt, der sich von der Hauptstadt Caracas über das ganze Land ausbreitete. Die militärische Niederschlagung der Rebellion durch den Sozialdemokraten Carlos Andres Pérez markierte den Anfang vom Ende des alten Parteiensystems. 1998 setzte sich der politische Neuling Hugo Chávez gegen die weitgehend diskreditierten Christ- und Sozialdemokraten durch. Chávez übernahm ein Land am Rand des Abgrunds. Wenige Jahre vor seinem Wahlsieg war die Inflation unter dem christdemokratischen Präsidenten Rafael Caldera auf gut 194 Prozent gestiegen.

Chávez hatte eine längere politische Vorgeschichte als vielen Beobachtern zunächst klar war. Bereits 1983 hatte der ehemalige Oberstleutnant sich mit anderen Militärs und politischen Aktivisten in der klandestinen Bewegung MBR-200 (Bolivarische Revolutionsbewegung) organisiert. Erfolgreich war diese politische Arbeit vor allem nach 1989. Nachdem die Armee gegen Demonstranten eingesetzt wurde – Schätzungen gehen von bis zu 3.000 Toten aus – wuchs der Unmut in der Truppe. So gelang es Chávez nach seinem Wahlsieg 1998, eine Allianz aus Militärs und linken Gruppierungen zu schaffen. Ihr Ziel: Eine Reform des demokratischen Systems, ein Ende der neoliberalen Privatisierungspolitik, die Stärkung des Staates und Kontrolle der Schlüsselindustrien.

Die bisherige Bilanz ist beachtlich: Gut ein Dutzend Sozialprogramme wurden aufgelegt, vor allem im Bildungs- und Gesundheitswesen. Rund 25.000 Ärzte aus Kuba sind an dem Ausbau dieses Nothilfesystems beteiligt. Sie mussten angeworben werden, weil venezolanische Mediziner, die fast ausschließlich aus der gehobenen Mittel- oder der Oberschicht stammen, nicht bereit waren, in den Armenvierteln Dienst zu tun. Subventionierte Supermärkte gewährleisten in Venezuela die Nahrungsmittelversorgung, während die andauernde Weltwirtschaftskrise in Haiti und anderen Staaten der Region Hungerrevolten provoziert. Doch geht es der Regierung Chávez mitnichten nur um eine Umverteilung der Erdölgelder. So wurde das Genossenschaftswesen massiv gefördert, kleine und mittelständische Betriebe wurden unterstützt. Ende 2006 bestanden in Venezuela laut offiziellen Angaben 181.000 Kooperativen. Im Vergleich zu 2005 nahm ihre Zahl bis dahin um 195 Prozent zu. Bei Chávez Amtsantritt im Februar 1999 bestanden gerade einmal rund 800 dieser Gemeinschaftsbetriebe.

Inzwischen wurden die Wirtschafts- und Sozialprogramme Venezuelas sogar auf das europäische Ausland ausgeweitet. In einem einzigartigen Abkommen mit dem ehemaligen Bürgermeister von London, Ken Livingstone, etwa. Die Regierung der britischen Hauptstadt half Venezuela bei städtebaulichen Projekten und bei der Reorganisierung des öffentlichen Nahverkehrs in Caracas. Venezuela lieferte im Gegenzug billigen Treibstoff an die Londoner Verkehrsbetriebe. Bis zur einseitigen Aufkündigung des Vertrags durch Livingstones rechtskonservativen Nachfolger Boris Johnson im Sommer 2008 konnten bis zu 250.000 einkommensschwache Londoner so ein eigens geschaffenes Sozialticket nutzen. Die Idee des solidarischen Austauschs findet auch in anderen Bereichen Anwendung: Für die Entsendung der kubanischen Ärzte nach Venezuela liefert die Regierung Chávez täglich rund 100.000 Barrel (1 Barrel = 159 Liter) Erdöl nach Kuba. „Komplementärer Handel" heißt das in Lateinamerika – ein Erfolgskonzept.

Besonders in den USA wird diese Politik aber mit Sorge verfolgt. Venezuela ist für die Weltmacht der größte Zulieferer von Erdöl, zuletzt wurden täglich rund 1,2 Millionen Barrel des schwarzen Goldes in die Vereinigten Staaten verschifft. Zwar ist die Abhängigkeit beidseitig – Venezuela könnte es sich nicht leisten, die Lieferungen abrupt einzustellen. Doch die Zuwendungen an Länder der Region und die Erschließung neuer internationaler Märkte wie China durch die staatliche venezolanische Erdölgesellschaft PdVSA sorgen in Washington für Unruhe.

Bolivien und Ecuador: Für sozialen Staat

Beim Blick auf Bolivien werden die politischen Parallelen zu Venezuela deutlich. Rund 80 Prozent der Bevölkerung dieses Andenstaates stammt von den Ureinwohnern ab. Doch schon eine Fahrt durch La Paz, den Regierungssitz, macht deutlich: Bolivien besteht aus zwei Staaten. In den Städten lebten die Angehörigen der meist weißen, aus Europa stammenden Oberschicht. Sie kontrolliert auch die ressourcenreichen Provinzen des Tieflandes im Osten. Die Mehrheit der Bevölkerung aber lebt in den Bergen in ärmlichen Verhältnissen. „Mit Präsident Evo Morales kam Mitte Dezember 2005 erstmals einer ihrer Vertreter an die Macht", sagt der bolivianische Botschafter in Deutschland, Walter Prudencio Magne, „und das kann die weiße Elite einfach nicht ertragen". Ebenso wie die Staatsführung in Venezuela treten Morales und seine Bewegung zum Sozialismus für eine Neuverteilung des Reichtums des Landes ein. Und ebenso wie in Venezuela im Jahr 2000 geschehen, ist in Bolivien die alte Verfassung reformiert worden, um den Zugang aller mündigen Bürger zum politischen und wirtschaftlichen System abzusichern.

Der Streit um dieses Vorhaben zog sich allerdings über eineinhalb Jahren hin. Die Präfekten (Gouverneure) der östlichen Provinzen wehrten sich mit allen ihnen zur Verfügung stehenden Mittel gegen eine Neuordnung des Staates, der sie ihrer Privilegien berauben würde.

Mit einer deutlichen rassistischen Haltung ziehen die Anhänger der oppositionellen „Jugendunion" auch weiterhin gegen den indigenen Staatschef zu Felde: Hitlergruß und Hakenkreuzfahnen inklusive. Trotz aller Widerstände ist es der Regierung Morales gelungen, große Teile der für Bolivien bedeutenden Erdgasindustrie wieder unter staatliche Kontrolle zu bringen. Die Mehreinnahmen wurden für eine geringe, aber pauschale „Rente der Würde" sowie Kindergeldzahlungen genutzt.

Ecuador

Das dritte Land im Aufbruch heißt Ecuador. Präsident Rafael Correa kam Mitte Januar 2007 nach jahrelangen Unruhen an die Macht. Anders als Chávez und Morales war der Ökonom aber kein Neuling in der ecuadorianischen Politik. Im Jahr 2005 war er bereits für wenige Monate Finanzminister, aber legte dann sein Amt aus Protest gegen die Einflussnahme von IWF und Weltbank nieder. Der Rücktritt brachte ihm hohe Popularität ein. Die letzten führenden Politiker in dem südamerikanischen Land waren schließlich von Protestbewegungen aus den Ämtern gejagt worden, eben weil sie die Interessen von IWF und Weltbank verteidigten. Der 45-jährige Correa stammt zwar aus der Mittelschicht und vertritt damit zum Teil dieses alte Establishment.

Trotzdem tritt auch er für ein Ende der Dominanz der Industriestaaten ein. Während in Venezuela die „Bolivarische Revolution" und in Bolivien die „politische und kulturelle Revolution" ausgerufen wurden, propagiert Correa eine „Bürgerrevolution" mit dem Ziel, das parlamentarisch-demokratische System zu erneuern. Wie Venezuela und Bolivien setzt er sich für neue Formen der demokratischen Teilhabe ein. Die partizipative Demokratie, eine direkte Beteiligung der Bevölkerung an politischen Entscheidungen, soll dauerhaft verankert werden. Trotz der Widerstände der Oberschicht wurde Ende September 2008 in Ecuador eine neue Verfassung auf der Basis dieser Vorschläge von der Bevölkerung bestätigt.

Auch wenn die Regierungen der drei Staaten – Venezuela, Bolivien und Ecuador – eine unterschiedliche Vorgeschichte sowie politische und kulturelle Prägung haben, sind Parallelen auszumachen. Alle drei Staatsführungen genießen die weitgehende Unterstützung sozialer Bewegungen. Im Falle Boliviens ist die Regierung sogar aus diesen Bewegungen hervorgegangen. Gemeinsam ist auch die Orientierung auf eine neue staatliche Sozialpolitik und die Kontrolle über die Ressourcen. Und schließlich ziehen die Staaten der neuen lateinamerikanischen Linken eine regionale Zusammenarbeit der Kooperation mit Industriestaaten vor.

Davon profitiert vor allem auch Kuba, das zum 50. Jahrestag seiner Revolution im Januar 2009 wieder integraler Bestandteil der lateinamerikanischen Gemeinschaft ist. Spannend ist vor diesem Hintergrund nicht nur die Geschichte, sondern gerade auch die Perspektive. Der Sozialismus des 21. Jahrhunderts ist bislang nur ein politisches Schlagwort. Die kommenden Jahre werden zeigen, ob daraus eine kohärente Theorie entsteht, die es schafft, die neoliberale Dominanz zu durchbrechen.

Fakten werden geschaffen

Unterstützt werden könnte ein solcher Trend durch konkrete Entwicklungsprojekte, die in den vergangenen Jahren vor allem auf Initiative Venezuelas forciert wurden. Bekanntestes Beispiel ist die Bolivarische Alternative für Amerika (ALBA). Ende 2005 wurde dieses Staatenbündnis als Gegenpol zu der US-dominierten Gesamtamerikanischen Freihandelszone (ALCA) von Hugo Chávez und dem damaligen kubanischen Staats- und Regierungschef Fidel Castro ins Leben gerufen. Erklärtes Ziel sind solidarische Handelsbeziehungen, bei denen jeder Beteiligte die ihm zu Verfügung stehenden Ressourcen einbringt. Weil Venezuela vor allem Erdöl beisteuerte, brachte dies der Regierung in Caracas den Vorwurf ein, sich über die günstigen Energielieferungen politischen Einfluss zu erkaufen. Doch auch andere Staaten folgten dem Beispiel. Inzwischen sind der ALBA Bolivien, Nicaragua, Honduras und der kleine Karibikstaat Dominica beigetreten. Ecuador prüft eine Teilnahme.

Im Rahmen der Bolivarischen Alternative wurden in den vergangenen Jahren zahlreiche weitere Initiativen ins Leben gerufen, die eine regionale Integrationspolitik ohne Einfluss der USA und der EU absichern sollen. Auf große Resonanz stieß die Idee einer Bank des Südens. Der Gründungsvertrag für die multinationale Entwicklungsbank wurde bereits im Dezember 2007 unterzeichnet, damals mit einem Stammkapital von umgerechnet sieben Milliarden US-Dollar. Seither sind die Mitgliedsstaaten Argentinien, Bolivien, Brasilien, Ecuador, Paraguay, Uruguay und Venezuela mehrfach zusammengekommen, um die Aufnahme der Geschäfte vorzubereiten. Zwar nimmt die Gründung des Projektes mehr Zeit in Anspruch, als zunächst geplant war. Doch beweist es auch, dass nach zwei Jahrzehnten neoliberaler Fremdbestimmung das Interesse an einer unabhängigen Entwicklungspolitik der lateinamerikanischen Staaten weit über die Grenzen Boliviens, Ecuadors und Venezuelas hinausreicht.

Besonders Venezuela versucht, die regionale Integrationspolitik international abzusichern. Schon bei einem Besuch in Deutschland im Juli 2000 verwies Chávez auf die Notwendigkeit einer multipolaren Weltordnung. „Wir glauben nicht an eine bipolare Welt oder gar an die Herrschaft einer einzigen Großmacht. Viele Menschen haben in den vergangenen Jahrzehnten gegen eine solche Zentralisierung von Macht in ganz unterschiedlichen Bereichen – auch in der Wirtschaft – gekämpft. Wir sehen unsere Politik in dieser Tradition", sagte Chávez damals in einem Interview. Seither hat Venezuela vor allem mit Russland und China Abkommen unterzeichnet.

Aber auch Iran zählt zu den engen Alliierten Caracas' – wirtschaftlich und, etwa in der Organisation der Vereinten Nationen, auch politisch. Auch wenn diese Bündnisse von Sympathisanten Venezuelas im europäischen Ausland oft kritisch beäugt wurden, haben sie erreicht, dass die Regierung in Caracas gegen Druckmittel aus den USA unempfindlicher ist. Ein Waffenembargo Washingtons gegen Venezuela blieb weitgehend ohne Ergebnisse. Die Geschäfte wurden seither mit Moskau abgewickelt. Vor allem aber auf zivilem, wirtschaftlichem Gebiet wird die Zusammenarbeit ausgebaut. In Mischunternehmen mit Iran werden in Venezuela Traktoren für neue Landwirtschaftsbetriebe gebaut, Industriefahrzeuge stammen aus Belarus, Computer werden mit Hilfe chinesischer Unternehmen im Land gebaut.

USA und EU kritisch

Die Vereinigten Staaten und die Europäische Union verfolgen die Entwicklung in Lateinamerika mit großen Vorbehalten. Unter dem ehemaligen US-Präsidenten George W. Bush wurde eine harte Linie gegen die linken Staaten Lateinamerikas durchgesetzt: Die seit 1962 bestehende Wirtschaftsblockade gegen Kuba wurde verschärft, Sanktionen gegen Venezuela und Bolivien durchgesetzt. Mit dem fortschreitenden Integrationsprozess im Süden des amerikanischen Kontinentes sind solche Maßnahmen aber auch auf mehr Widerstand getroffen. Am 11. September 2008 erklärte Bolivien den US-Botschafter Philip Goldberg zur unerwünschten Person. Goldberg, der in den 1990er Jahren in diplomatischer Mission die Sezession von Bosnien unterstützt hatte, hatte zuvor engen Kontakt mit der rechtsgerichteten Opposition in dem Andenstaat gehalten. Nach der Ausweisung des Botschafters strichen die USA Handelsvorteile für Bolivien. Zu Venezuela ist das Verhältnis Washingtons dagegen schon lange auf einem permanenten Tiefpunkt, seit die USA einen Putschversuch gegen die Regierung Chávez im April 2002 unterstützt hatten.

Die Europäische Union geht vorsichtiger vor. Auch in Brüssel aber stößt die Politik der neuen Linken in Lateinamerika auf Ablehnung. Seit Jahren versucht die EU, neoliberale Handelsabkommen mit den Staaten Mittel- und Südamerikas durchzusetzen. Der Linksruck und die zunehmenden Alternativen durch die regionale Integration machen den Brüsseler Wirtschaftsstrategen nun einen Strich durch die Rechnung. Entgegen offizieller Beteuerungen, man wolle mit regionalen Bündnissen wie der Andengemeinschaft nur en block verhandeln, ist die EU längst zu bilateralen Gesprächen mit einzelnen nach wie vor wirtschaftsliberal ausgerichteten Staatsführungen übergegangen. Solche Verhandlungen werden derzeit mit Kolumbien und Peru geführt.

Ob diese Versuche erfolgreich sind, ist vor allem in Zeiten der globalen Finanzkrise äußerst zweifelhaft. Aufgrund ihrer Abschottung gegen neoliberale Institutionen wie IWF und Weltbank scheinen die links regierten Staaten Lateinamerikas weniger anfällig gegen die Krise zu sein. Venezuela kommt zugute, dass es die hohen Erdölpreise der vergangenen Jahre genutzt hat, um seine Schulden bei IWF und Weltbank weitgehend auszugleichen. In der Folge haben diese US-dominierten Institutionen kaum mehr Einfluss auf die venezolanische Haushaltspolitik. Zudem sind die Liquiditätsreserven Venezuelas mit gut 40 Milliarden US-Dollar so hoch wie nie.

Als ich Ende des vergangenen Jahres mit ihm in Paris sprach, gestand zwar auch der venezolanische Außenminister Nicolás Maduro ein, „dass der Süden noch keine Antworten auf diese Krise hat". Der venezolanische Chefdiplomat sprach Ende Oktober 2008 auf einer Konferenz von Linksparteien und Gewerkschaften in Paris über die aktuelle Situation der Weltwirtschaft. „Die Industriestaaten haben uns den Neoliberalismus als das perfekte Modell zu verkaufen versucht", sagte er, „dabei ging es ihnen nur darum, sich zu Lasten unserer Länder zu bereichern". Wie auch der ehemalige portugiesische Präsident Mario Soares bekräftigte Maduro die Tragweite der Geschehnisse. Beide Politiker erklärten, die Welt befinde sich „inmitten einer zivilisatorischen Krise". Schon jetzt könne man aber sagen, „dass das Bretton-Woods-System tot ist". Dieses System bezeichnet die seit Ende des Zweiten Weltkriegs gültige Orientierung an dem US-

Dollar als internationale Leitwährung. Konsequenterweise forderte Maduro in Paris ein, den US-Dollar durch eine andere Währung zu ersetzen.

Maduro zeigt auch davon überzeugt, dass die andauernde Finanzkrise Auswirkungen auf die internationale Politik haben wird. Sowohl IWF als auch die Weltbank und der Sicherheitsrat hätten beim Management der Krise versagt, beklagte er. „Es ist deswegen an der Zeit, dass neue Gremien entstehen, um das Zepter in die Hand zu nehmen". Anzeichen dafür gebe es bereits: China, Indien, Russland und Lateinamerika hätten in den vergangenen Jahren zu neuer Stärke gefunden: „Das zeigt, dass sich die internationalen Machtblöcke neu formieren."

Perspektive der Prozesse

Als ich diesen Vortag im August 2009 überarbeitete und ergänzte, konnte ich eine zentrale Erwartung immer noch nicht bestätigen: Wird sich die historische Dominanzpolitik der USA gegenüber dem Süden des amerikanischen Kontinentes unter Präsident Barack Hussein Obama verändern? Sicher, die Hoffnung darauf besteht. Aber gibt es Anzeichen für eine solche Abkehr von dem Prinzip der Monroe-Doktrin von 1823?

Der 28. Juni 2009 bewies das Gegenteil. In den frühen Morgenstunden jenes Sonntags stürmte ein schwer bewaffnetes Armeekommando die Residenz des Präsidenten von Honduras, Manuel Zelaya, verschleppte den 56-jährigen Politiker und deportierte ihn nach Costa Rica. Dieser erste Militärputsch südlich der USA seit Jahrzehnten hat die lateinamerikanische Gemeinschaft und die Welt tief verunsichert. Denn Zelaya – mitnichten ein Linker, sondern ein Urgestein der Liberalen Partei seines Landes – strebte keinen Systemwechsel an. Er wollte am 28. Juni lediglich eine unverbindliche Meinungsumfrage darüber durchführen lassen, ob parallel zu den allgemeinen Wahlen Ende November 2009 eine zusätzliche, dann bindende, Volksbefragung über die spätere Einberufung einer verfassunggebenden Versammlung durchgeführt werden sollte. Auf eine solche Staatsreform hatten vor allem die sozialen Organisationen des kleinen mittelamerikanischen Landes gedrängt. Dass sich Zelaya auf diese Forderung einließ, brachte die mächtige Oligarchie gegen ihn auf. Die rund zehn Familien, von denen in Honduras der Staat, die Wirtschaft und die Medien kontrolliert werden, wollten keine Demokratisierung. Deswegen der Putsch gegen Zelaya, dem die Errichtung eines zunehmend autoritären Gewaltregimes folgte.

Dieser nationale Konflikt ist weder erstaunlich, noch kam er überraschend. Spannend und lehrreich ist das Verhalten der internationalen Gemeinschaft zu dem Umsturz. Während der Putsch auf diplomatischer Ebene international einhellig verurteilt wurde, stärkten neoliberale und rechte Kräfte in den USA und Europa den neuen Machthabern den Rücken. Aus Deutschland ist hier vor allem die FDP-nahe Friedrich-Naumann-Stiftung zu nennen. In den USA waren es die üblichen Verdächtigen: Otto Reich und John D. Negroponte, die Architekten der antikommunistischen Lateinamerika-Politik der 1970er und 1980er Jahre. Diese Unterstützer der Putschisten eint eines: Sie sehen in dem Staatsstreich in Honduras den ersten effektiven Schlag gegen die gesellschaftliche, soziale und politische Emanzipationsbewegung, die 1998 mit der Wahl von Präsident Hugo Chávez in Venezuela begonnen hat. Nach dem Umsturz wurde das in Honduras mehr als deutlich: Die von den Putschisten kontrollierten Privatmedien führten eine Dauerkampagne gegen den „Chavismus". In Propagandabeiträgen jeglicher Art behaupteten sie, Zelaya habe sich von Chávez manipulieren lassen. Ihre Belege: Honduras war der Bolivarischen Alternative für Amerika und dem von Venezuela gegründeten energiepolitischen Bündnis Petrocaribe beigetreten.

Auf offizieller Ebene haben die USA den Putsch gegen Zelaya zwar verurteilt. Aktiv vorgegangen sind sie gegen die Machthaber nicht. In der Demokratiebewegung, die sich wenige Stunden nach der Verschleppung den gewählten Staatschefs gebildet hat, wurde dies als Indiz für das stillschweigende Einverständnis Washingtons gesehen. Dennoch hielt die „Nationale Widerstandsfront gegen den Staatsstreich", ein Bündnis aus über einhundert sozialen Organisationen, Gewerkschaften, Studierendengruppen und Frauenorganisationen, den Widerstand aufrecht. Ihr Engagement beweist zugleich, woher der Druck für einen gesellschaftlichen Wandel kommt: aus der Bevölkerung – von denjenigen, die seit Jahrhunderten gegen das koloniale und postkoloniale Unrecht in Lateinamerika kämpfen.

Nicht nur die Passivität der USA im Kampf gegen das honduranische Putschregime lässt die Politik der Obama-Regierung in einem schlechten Licht erscheinen. Denn während sich die Bevölkerung in Honduras im Sommer 2009 unnachgiebig für eine Rückkehr zur Demokratie einsetzte, schwelte in Südamerika ein anderer Konflikt. Die ultrarechte Staatsführung des kolumbianischen Präsidenten Alvaro Uribe gab im August 2009 grünes Licht für die Errichtung von sieben neuen Militärbasen der USA in diesem Bürgerkriegsland. Die Entscheidung traf in der gesamten Region auf einhellige Ablehnung. Venezuelas Präsident Hugo Chávez prognostizierte gar die Gefahr eines Krieges, sollte die Entscheidung nicht rückgängig gemacht werden. In anderen Staaten der Region war die US-Militärpräsenz schließlich beendet worden. Ecuadors reformierte Verfassung zum Beispiel verbietet – ebenso wie das venezolanische Grundgesetz – die dauerhafte Stationierung ausländischer Truppen. Die Aufstockung der US-Armee in Kolumbien verheißt deswegen nichts Gutes. Rund zehn Jahre nach dem Beginn der „Bolivarischen Revolution" in Venezuela hat die Gegenoffensive begonnen.

Horst Stowasser

Anarchie zum Anfassen

Wohnprojekt Eilhardshof (Neustadt an der Weinstraße)

Der 1951 in Wilhelmshaven geborene Horst Stowasser starb am 30.8.2009 in Neustadt, wo er schon viele Jahre gelebt hat. Er hatte uns noch kurz vor seinem überraschenden Tod zugesagt, sein Manuskript des Referates fertigzustellen. Dazu ist es nun nicht mehr gekommen.

Wir drucken die Hauptgedanken des Projekts Eilhardshof an Stelle des frei gehaltenen Referats ab. Im Vortrag führte er aus, dass es ihm um Anarchie zum Anfassen geht, um eine libertäre Alltagskultur. Die von ihm auf der Tagung verteilten Materialien geben ein Bild seiner Ideen.

Die Idee

Der Eilhardshof ist das erste Wohnprojekt des Vereins „Neuland", der sich die Verwirklichung selbstorganisierter Wohnformen zum Ziel gesetzt hat.

Hier möchten wir mit Menschen jeden Alters zusammen wohnen – in einer generationsübergreifenden Lebensgemeinschaft auf der Basis von Solidarität, gegenseitiger Hilfe und rücksichtsvollem Respekt. Als Mieter in einer eigenen Privatwohnung, die jederzeit in Gemeinschaftsräumen zusammenkommen können, aber nicht müssen. Und mit der Möglichkeit, hier auch in Würde alt zu werden.

Wir möchten damit auch ein Signal gegen die zunehmende Vereinzelung, soziale Kälte und wirtschaftliche Verelendung in unserer Gesellschaft setzen. Deshalb achten wir auf erschwingliche Mieten und engagieren uns nach außen im sozialen und kulturellen Bereich. Unsere Immobilie bleibt Gemeineigentum und somit jeglicher Spekulation entzogen.

Dabei schaffen wir nicht nur Wohnraum, sondern auch Orte für Spiel, Spaß und Freizeit, Hobbys und Kultur, für Kinder und Senioren samt Salon, Küche und Speisezimmer. All dies in freier Vereinbarung aller Beteiligten und ohne Hierarchien.

Das Objekt

Das wunderschöne Anwesen des Eilhardshofs wirkt wie ein verwunschener Ort aus längst verblassten Phantasien unserer Kindheitsträume …

Das aus fünf Häusern bestehende Ensemble mit seinem großen Park ist über drei Jahrhunderte gewachsen und lag während der letzten Jahrzehnte in einem Dornröschenschlaf. Ehemalige Wirtschaftsgebäude, eine Mühle, Stallungen und das Herrenhaus wurden lange Zeit als Fabrikantenvilla genutzt. Wir wollen es nun einem sozialen Zweck zuführen.

In einer stufenweisen Sanierung werden alle Flügel des Eilhardshofes umgebaut und nach den Wünschen der Bewohner in Wohnungen, Appartements, Klein-WGs und Gemeinschaftsräume aufgegliedert. Hierbei werden ökologische Aspekte ebenso berücksichtigt wie Belange des Denkmalschutzes. Ein flexibles Raumkonzept soll den Umzug innerhalb des Projektes erleichtern, wenn sich der Platzbedarf alters- oder generationsbedingt verändert.

Zusätzlich entstehen geeignete Räumlichkeiten für kulturelle Veranstaltungen, soziale Begegnungen und Kleingewerbe, Bibliothek, Tagungsräume, Werkstätten und Hobbybereiche.

Wer wir sind – was uns bewegt – was wir wollen

Eine noch junge, aber rasch wachsende Gruppe von Menschen aller Altersgruppen, die sich zum Ziel gesetzt hat, in der Vorderpfalz *generationsübergreifende Wohnprojekte* zu fördern und zu verwirklichen. Natürlich auch mit dem Ziel, selbst in solch einem Projekt zu wohnen. Wir sind zur Zeit etwa 40 Menschen zwischen 1 und 77 Jahre, kommen aus verschiedenen Berufen und Biographien und haben eines gemeinsam: den Wunsch, *menschenwürdige* Lebensformen und ein Alter in Würde zu verwirklichen. Nicht nur für uns.

Um dieses Ziel zu erreichen, haben wir den Verein *Neuland* gegründet, in dem gegenwärtig zwei Wohnprojekte im Raum Neustadt konkret geplant werden.

Wir leben in einer Gesellschaft, in der menschliche Vereinzelung und soziale Kälte Schritt für Schritt in unseren Alltag vordringen. „Wirtschaftlichkeit" wird zum Maß aller Dinge, der Mensch zum bloßen „Humankapital"; sein Leben hat sich an seinem Arbeitsplatz auszurichten – sofern er denn einen hat …

Unbezahlbare Mieten, soziale Vereinsamung, Abstieg in die Armut – so sieht für immer mehr Menschen die Realität aus, von der Zukunft ganz zu schweigen: In Würde alt zu werden wird zunehmend zu einem Luxusgut, das sich immer weniger leisten können. Menschen verlieren ihren „Wert", werden ruhiggestellt und abgeschoben.

Wir haben uns entschlossen, aus diesem Szenario auszusteigen und menschliche, bezahlbare und selbstbestimmte Alternativen zu entwickeln. Hier und heute. Und als Modelle für die Zukunft.

Kurz gesagt: *menschlich leben*. In einer Konstellation, die dem Einzelnen in jeder Phase seines Lebens ein würdiges und bezahlbares Umfeld bietet – generationsübergreifend und bunt gemischt. Für Groß- und Kleinfamilien, für Alleinerziehende, Studierende und Berufstätige, für Normalbürger und Freaks, Kinder, Omas, und Opas …

Mit einer menschengerechten *Architektur* und starken *ökologischen* Akzenten, in der auch entsprechende Einrichtungen wie Kinder-Welten und Gemeinschaftsräume, Gesundheitsservice und Altenpflege, Kulturangebote, soziale Initiativen, Werkstätten und Kleingewerbe, Freiräume für Erholung, Entspannung oder Kreativität ihren Rahmen finden können.

Ein wenig so, wie in der ausgestorbenen Großfamilie von Anno dazumal, nur besser.

Denn wir möchten autonome Projekte schaffen, in denen sich Menschen finden, die zueinander passen, um ihr Leben *frei und selbstbestimmt* zu gestalten: mit vielen Angeboten zur Gemeinschaftlichkeit und so viel Individualität wie jeder einzelne für sich wünscht. Wenn ältere Mitbewohner die Kinder betreuen, wenn gemeinsam gekocht und gegessen wird, Hobbys gepflegt oder soziale Projekte betrieben werden, geschieht dies stets aufgrund von Freiwilligkeit und Gegenseitigkeit.

Ein Projekt also, dass Menschen die Chance gibt, *gemeinsam* stark zu werden und Dinge zu verwirklichen, zu denen sie alleine nicht in der Lage wären. Ein *freiheitliches* Projekt, in dem wir den Untugenden der neoliberalen Egoismusgesellschaft frisch und frech die Tugenden von Solidarität, Herrschaftsfreiheit und gegenseitiger Hilfe entgegensetzen. Insofern verstehen wir uns auch als *Pioniere neuer Wohn- und Lebensformen.* Das verlangt von allen Verantwortung, Engagement und Zuverlässigkeit.

Wie sind wir strukturiert?

Der *Verein Neuland* versteht sich als Motor und Promoter *in der Region:* Er soll die dargestellten Ideen in der Öffentlichkeit verbreiten sowie konkrete Wohnprojekte anregen, unterstützen und ideell begleiten. Er steht im Prinzip allen Interessierten offen und organisiert auch öffentliche Veranstaltungen. Jeder, der diese Idee unterstützen will, kann ohne weiteres *Fördermitglied* werden; der Mitgliedsbeitrag beträgt 7,50 Euro im Monat. Die *aktive* Mitgliedschaft entwikkelt sich einfach über das persönliche Engagement und gegenseitiges Kennenlernen.

Konkrete Projekte hingegen sind an eine *Immobilie* gebunden und umfassen nur diejenigen Menschen, die dort leben wollen oder werden. Die (künftigen) Bewohner gründen einen *Haus*- bzw. einen *Mieterverein,* der gemeinsam mit dem Mietshäuser-Syndikat eine *Hausbesitz-GmbH* gründet, der die Immobilie gehört. Der Verein hält 51%, das Syndikat eine Sperrminorität von 49%, die dazu dienen soll, dass das soziale Projekt auch sozial bleibt. Denn das Syndikat hat ein Vetorecht bei Privatisierung oder Weiterverkauf und achtet darauf, dass Überschüsse wieder ins Syndikats-Netzwerk zurückfließen. So wird das Haus auf Dauer dem Immobilienmarkt entzogen, es entsteht *Gemeineigentum.*

Bei allen Belangen der Wohngruppe hat das Syndikat *kein* Mitspracherecht – hierfür ist alleine der *Mieterverein* zuständig, also die Gesamtheit der Bewohner. So bleibt die *Autonomie* des einzelnen Projektes gewahrt und die Menschen schaffen sich die soziale Lebensform, die sie wünschen.

Alle Bewohner sind *Mieter* bei der Hausbesitz-GmbH; durch ihre Mietzahlungen finanziert sich das Projekt und zahlt seine Schulden zurück. Ist das Objekt schuldenfrei, fließen die Mieten in einen Solidarfonds zur Unterstützung neuer Projekte.

Wie sind wir organisiert?

Auf ähnliche Gedanken sind auch anderswo schon Leute vor uns gekommen – „unsere" Idee ist also keineswegs ganz neu. Schon vor mehr als 15 Jahren startete in Freiburg im Breisgau das *„Mietshäuser Syndikat"*, um in Selbstorganisation bezahlbaren Wohnraum für Menschen mit wenig Geld zu schaffen. Zunächst ging es um den Kauf und Umbau alter Fabriken und Kasernen, später kamen die Legalisierung besetzter Häuser und der Kauf abrissgefährdeter Objekte hinzu. Inzwischen hat sich „das Syndikat" über ganz Deutschland ausgebreitet und vereint ganz unterschiedliche Lebens- und Wohnformen unter einem gemeinsamen sozialen Anspruch: menschliches, bezahlbares, selbstorganisiertes Wohnen in Gemeineigentum. Vom „einfachen" Mietshaus bis hin zur Bauernhof-WG. Und in Freiburg steht sogar schon der erste Syndikats-*Neubau:* ein fünfstöckiges, behindertengerechtes Haus des Sozialen Wohnungsbaus.

Diesem Netzwerk aus derzeit 32 Objekten und Projekten mit einer Investitionssumme von fast 20 Millionen Euro, das mehr als 640 Menschen Wohnraum bietet, haben wir uns aus zwei Gründen angeschlossen: Erstens, weil die sozialpolitische Zielsetzung des „Syndikats" zu unserer eigenen passt. Zweitens, weil wir hier bewährte Strukturen und Modelle vorgefunden haben. Das erspart uns langwierige Umwege oder fehlerträchtige Experimente und verringert unseren eigenen Verwaltungsaufwand: effektive Umsetzung ohne viel Bürokratie!

Besonders ermutigend fanden wir, dass im „Syndikat" bisher jedes Projekt finanziert werden konnte und noch keines gescheitert ist.

Wie finanzieren wir uns?

Menschen, die solche Projekte vorantreiben, gehören eher nicht zu den Reichen der Gesellschaft. Die Differenz zwischen Eigenkapital und Investitionshöhe muss deshalb auch hier durch *Kredite* finanziert werden – allerdings mit einem bedeutenden Unterschied:

– Wir finanzieren uns zu einem möglichst großen Teil durch Hunderte von kleinen „Direktkrediten", die uns Menschen gewähren, die unsere Ideen gut finden und unser Projekt unterstützen wollen.

Die Idee der Direktkredite ist einfach und hat sich seit über 15 Jahren als ein Mittel bewährt, mit dem auch kleine Gruppen große Projekte realisieren können – im Jahre 2006 wurde dasselbe Prinzip sogar mit dem Friedensnobelpreis für den Bankier Muhammad Junus geehrt, der in Bangladesh mit seinen *Mikrokrediten* ein ähnliches Solidarnetzwerk geschaffen hat.

Ab einem Betrag von 500 Euro gewähren Einzelpersonen einer Hausbesitz-GmbH einen direkten und zweckgebundenen Kredit. In einem *Kreditvertrag* werden in Absprache mit dem Kreditgeber Höhe, Laufzeit, Kündigungsfrist und eine wahlweise Verzinsung von 0 bis 3% festgelegt. Die langfristige Rückzahlung erfolgt aus den Mieteinnahmen, in kurzfristigen Fällen – etwa, wenn der Kreditgeber in Not gerät – durch Umschuldung. Die Direktkredite werden durch den Wert der Immobilie und entsprechendes Risikokapital abgesichert.

Angesichts der Erfolgsbilanz dieses Finanzierungssystems – in Neustadt wurden beispielsweise der Ökohof und die WESPE ähnlich finanziert – treten heute neben ethisch engagierten Banken zunehmend auch ganz „normale" Geldinstitute als Hausbank auf. Die Hausbank prüft den *Finanzierungsplan* und *begleitet* das Projekt in allen Phasen.

Was haben Sie davon?

Warum sollten *Sie* ein solches Projekt durch einen Direktkredit unterstützen?

Zunächst einmal, weil Sie Ihr Geld für eine gute Sache arbeiten lassen. Wenn Sie es als Geldanlage betrachten, so ist der Direktkredit nicht nur *ethisch* wertvoll, sondern auch finanziell *lukrativ:* Drei Prozent – das ist mehr, als die meisten Sparbücher bieten. Egal, ob Sie die Zinsen in Anspruch nehmen oder zu Gunsten des Projekts auf sie verzichten – in jedem Falle betreiben Sie mit Ihrem finanziellen Engagement sozusagen einen „*ökologisch und sozial kontrollierten Geldanbau*" …

Darüber hinaus tun Sie *konkret* etwas für sich und die Gesellschaft, in der Sie leben: Sie werden zum Geburtshelfer eines neuen gesellschaftlichen Trends, zum Förderer einer wachsenden sozialen Bewegung, die heute die Grundsteine für die Lebensformen von morgen legt. Einer Bewegung, die als treibende Kraft dafür sorgt, dass in diesem Land der Alltag menschlicher wird, das Leben lebenswerter und das Altern würdiger.

Daher ist es durchaus wahrscheinlich, dass Sie in Zukunft auch *persönlich* und *direkt* hiervon profitieren. Dann nämlich, wenn Sie sich in einer Lebenssituation befinden, in der Sie nicht mehr alleine leben möchten, Ihnen die Miete über den

Kopf wächst oder Sie ganz einfach nach einer gemeinschaftlichen oder altersgerechten Lebensperspektive suchen …

Wer weiß, ob unsere Idee bis dahin nicht die gesamte Republik überzogen hat und Sie an jedem Ort ein für Sie passendes Wohnprojekt finden können …? Selbstbestimmte, soziale und generationsübergreifende Lebensformen, die überall zur *Normalität* geworden sind. Dank Ihrer Hilfe.

Lorenz Gösta Beutin

Im Spannungsfeld von Parlamenten und Bewegungen
Freiheit und Sozialismus in der Partei DIE LINKE*

Vorbemerkung: Ich bin selbst Mitglied im Landesvorstand der LINKEN. Schleswig-Holstein. Auch wenn ich mich um Sachlichkeit bemühe, schreibe ich hier doch nicht als Wissenschaftler, sondern bin in die Auseinandersetzungen der Partei involviert. Angesichts der Begriffe „Freiheit" und „Sozialismus" will ich dennoch versuchen, einige Schlaglichter auf die Positionierung der LINKEN zu werfen.

So besser nicht! Ein Kino-Spot zur Europawahl 2009

Ein Kino-Spot der LINKEN zur Europawahl[1]: Der kurze Film beginnt mit der Kamerafahrt auf eine Villa zu. Dann befindet sich die Kamera und damit der Zuschauerblick im Gebäude, ein Kamin kommt ins Blickfeld, auf einem Tisch sieht man eine Flasche, ein Weinglas und eine vergoldete Uhr, an der Wand wird der „Patriarch" auf einem Gemälde sichtbar, umringt von seinen Dalmatiner-Hunden, man sieht das Modell einer Sportyacht, dann zwei Fotos, auf dem einen der Hausherr mit einem kapitalen Fisch, auf dem anderen mit einer Frau im Kleid, sodann der Schwenk auf eine Sammlung präparierter Heuschrecken (!), von den Insekten fällt der Blick auf eine Wand, an der die Cover verschiedener Wirtschaftsmagazine mit dem Villenbesitzer und mutmaßlichen „Wirtschaftsbossen" hängen. Die letzte gefilmte Sequenz zeigt einen Tisch, auf dem die Insignien der Börse, Bulle und Bär, stehen. Ein Stein fliegt durch das Fenster und die bis dahin nur vom Zirpen der Grillen und dem Ticken einer Uhr durchbrochene Stille wird durch das Klirren der Fensterscheibe und die Alarmanlage gestört. Auf schwarzem Grund in weißer Schrift, begleitet vom Geräusch einer Schreibmaschine, taucht die Schrift auf: „So besser nicht! Lieber so": Am 7. Juni" – der Schriftzug der LINKEN erscheint.

Zur Anlage des Aufsatzes

Was hat das mit Mühsam und dem Thema der Tagung zu tun? Die Partei, um die es hier gehen soll, steht sicher nicht in erster Linie für die Perspektive einer herrschaftsfreien Gesellschaft. Eher handelt es sich bei ihr um ein sozialreformerisches Projekt, das auch Elemente enthält, die über das aktuelle Herrschaftssystem hinausweisen, sicherlich aber in anderer Weise, als es Erich Mühsam ange-

---

1 www.youtube.com/watch?v=oFYBwf6Y0Hg (Stand: 8.7.09, 16:32).

strebt hat. Dennoch ist DIE LINKE in den momentanen Auseinadersetzungen um Freiheit und Gleichheit eine Kraft, die zumindest das Parteienspektrum innerhalb der repräsentativen Demokratie ein Stück weit durcheinandergewirbelt hat. In diesem Aufsatz soll ihr Verhältnis zum Sozialismus und zur Freiheit ausschnittsweise analysiert und in Beziehung gesetzt werden zu politischen Schriften Mühsams, wo dies weiterführend erscheint.

Zuerst soll ein kurzer Blick auf die momentane gesellschaftliche Konfliktlage geworfen werden. Um eine theoretische Ausgangsbasis zu schaffen, lege ich knapp und verkürzt das Verhältnis von Sozialismus und Freiheit bei Karl Marx und Erich Mühsam dar, in dem Bewusstsein, dass sich beide im Staatsverständnis unterschieden, und Mühsam den Marxismus, ohne sich eingehend mit den Schriften Marxens auseinandergesetzt zu haben, ablehnte. Sodann werde ich anhand der „Programmatischen Eckpunkte", dem inhaltlichen Gründungsdokument der LINKEN, die Sicht der Partei auf die beiden hier zur Debatte stehenden Begrifflichkeiten darlegen. Die Sicht des Parteivorsitzenden, Oskar Lafontaine, ist Gegenstand des folgenden Teils. Bevor ich zum Fazit mit abschließenden Thesen komme, soll das Spannungsfeld von Parlamenten und Bewegungen angerissen werden, in dem sich die Partei bewegt.

Die globale Finanz- und Wirtschaftskrise als Chance für DIE LINKE?

In der gegenwärtigen Wirtschafts- und Finanzkrise beklagen die bürgerlichen Medien die fehlende Moral der Manager, beispielsweise eines Josef Ackermann, der das Ziel von 25 Prozent Rendite ‚seiner' Deutschen Bank weiterhin aufrechterhält. An der Situation seien gierige Banker schuld, die nicht das Wohl der Allgemeinheit im Auge hätten. CDU, SPD und Grüne fordern die Regulierung der Märkte, selbst die CDU zieht, selbstverständlich „nur im äußersten Notfall", das Instrument der Verstaatlichung wie am Beispiel der HRE in Erwägung. Nur die FDP hält weiterhin Kurs und an der „Freiheit des unternehmerischen Handelns" und dem „offenen Markt" als heiliger Kuh fest. Die Parteien, die zuvor die Deregulierung der Finanzmärkte, die Privatisierung der öffentlichen Daseinsvorsorge und die Demontage des Sozialstaates vorangetrieben haben, scheinen plötzlich ihren Irrweg eingesehen zu haben.

Der zentrale Punkt aber ist, dass der Fehler nicht im System der kapitalistischen Vergesellschaftung aller Bereiche des Lebens gesehen wird, nicht in einem Ausbeutungsregime, das die private Aneignung des gesellschaftlich produzierten Reichtums garantiert, sondern in Fehlern Einzelner, einer fehlenden Moral oder einem vermeintlich fehlgeleiteten Finanzmarkt. Dass es aber zum Prinzip des größtmöglichen Profits gehört, wenn Ackermann und Co. die Renditen in immer unwirklichere Bereiche treiben, wenn die Lohnkosten gedrückt werden und der Sozialstaat als Kostenfaktor minimiert wird, um das ‚Humankapital' besser verwerten zu können, fällt dabei unter den Tisch. Dabei könnte gerade die aktuelle Krise, neben der Diskussion, wie die unmittelbaren sozialen Folgen bewältigt werden können, wieder Anlass geben zum Nachdenken über Alternativen einer Gesellschaft, die Ausbeutung und Entfremdung überwindet, einer sozialistischen Gesellschaft eben.

Von den im Bundestag vertretenen Parteien ist es einzig die aus dem Zusammengehen von WASG und PDS entstandene LINKE, die sich in ihren „Programmatischen Eckpunkten" dazu bekennt, den Kapitalismus „in einem transformatorischen Prozess überwinden" zu wollen. Mit dem Begriff des „demokratischen Sozialismus" betont sie dabei die Einheit von „Freiheit und Gleichheit" als Konsequenz aus den gescheiterten staatssozialistischen Projekten. Doch wie konkret sieht ihr Sozialismusverständnis aus? Dazu unter Rückgriff auf Marx und Mühsam einige theoretische Vorüberlegungen.

Das Verhältnis von Freiheit und Sozialismus bei Karl Marx und Erich Mühsam

Ich will mit dem Freiheitsbegriff bei Karl Marx beginnen. Marx unterscheidet zwischen politischer und menschlicher Emanzipation. Unter politischer Emanzipation versteht Marx die „Emanzipation der Bourgeoisie"[2]. Die Französische Revolution habe die Bedingungen geschaffen für den Kampf um die „revolutionäre" Emanzipation, sei demnach als bürgerliche Revolution nur ein wichtiger Schritt auf dem Weg zu allgemein menschlichen Emanzipation. Dem entsprechend sei der bürgerliche Freiheitsbegriff nur auf die Bourgeoisie beschränkt, neue Abhängigkeiten hätten die alten ersetzt:

> Der Mensch wurde daher nicht von der Religion befreit, er erhielt die Religionsfreiheit. Er wurde nicht vom Eigentum befreit. Er erhielt die Freiheit des Eigentums. Er wurde nicht von dem Egoismus des Gewerbes befreit, er erhielt die Gewerbefreiheit.[3]

In Auseinandersetzung mit den Verhältnissen seiner Zeit, einem Bürgertum, das sich nur teilweise, im ökonomischen, aber nicht im politischen Bereich emanzipiert hatte, konstatiert Marx, in Deutschland sei eine Revolution, die „die Pfeiler des Hauses" stehen lasse, „utopischer Traum"[4]. Und so krankte schließlich die Weimarer Republik daran, dass sie Ergebnis einer auf halbem Wege stehen gebliebenen, besser abgewürgten Revolution war, die die alten Eliten aus Justiz, Militär und Verwaltung in ihren Positionen beließ, eine Problematik, mit der Erich Mühsam später bittere Erfahrungen machen sollte.

2 Karl Marx: Kritische Randglossen, in: MEW Bd. 1, S. 404 f.
3 Ders.: Zur Judenfrage, in: MEW Bd. 1, S. 369.
4 Karl Marx: Zur Kritik der Hegelschen Rechtsphilosophie. Einleitung, in: MEW Bd. 1, S. 388.

Tatsächlich ist der Freiheitsbegriff bei Marx und Engels eine zentrale Kategorie. Unter den gegenwärtigen Produktionsverhältnissen verstehe man unter Freiheit lediglich den „freien Handel, den freien Kauf und Verkauf."[5] Die Perspektive ist demnach die Überwindung dieser Produktions- und damit gesellschaftlichen Verhältnisse hin zu einer Gesellschaft, deren Ziel die Befreiung aller Menschen von Entfremdung und damit die Selbstbestimmung über ihre eigenen Lebensverhältnisse ist, eine „Assoziation, worin die freie Entwicklung eines jeden die Bedingung für die freie Entwicklung aller ist."[6] Bei der Diskussion über eine gesellschaftliche Perspektive kann es dementsprechend nicht allein um die Frage der Eigentums- und Produktionsverhältnisse gehen, sondern muss der gesamte Bereich der sozialen Reproduktion in den Blick genommen werden. Nicht zufällig haben Marx und Engels schon im Kommunistischen Manifest das Kapital als „gesellschaftliche Macht"[7] bezeichnet und hat Marx betont, dass die „politisch-ökonomischen Kategorien als Abstraktionen von den wirklichen, vorübergehenden, historisch-gesellschaftlichen Beziehungen" zu denken sind[8].

Nun zu Erich Mühsam: In seinen Schriften betrachtet er Freiheit und Sozialismus als eine untrennbare Einheit. Mit dem Begriff der „gesellschaftlichen Freiheit" betont er, dass im anarchistischen Sozialismus „die Organisation der gemeinsamen Arbeit der Willkür und dem Nutzen einzelner entzogen und der Gesamtheit des produzierenden und konsumierenden Volkes übertragen wird." Grundlage müsse die „freiwillige Vereinbarung" sein. Wirkliche Demokratie sei nur „auf dem Boden des restlos verwirklichten Sozialismus" möglich.[9] Dabei grenzt sich Mühsam allerdings sowohl vom Liberalismus seiner Zeit als auch von der Staatsfixiertheit der Vertreter eines ökonomistischen Marxismus ab:

> Will auch der Liberalismus dem Staat den Eingriff in die Selbstbestimmung der Wirtschaft verwehren und nennt die Fernhaltung der politischen Obrigkeit vom Konkurrenzkampf der Ökonomie mit dem Namen der Freiheit, so setzt diese Lehre doch zugleich die Unterwerfung der Arbeit unter den Besitz voraus, und will der Staatssozialismus im Gegenteil das Gesetz regierender Organe zum Regulativ der Wirtschaft und des Verhaltens der Menschen zu einander machen, so scheidet er eben das Individuum aus der Festsetzung der eigenen Lebensformen aus.[10]

---

5 Ders., Friedrich Engels: Manifest der kommunistischen Partei, in: MEW Bd. 4, S. 476.
6 Ebd., S. 482.
7 Ebd., S. 476.
8 Karl Marx an P. W. Annenkow, in: Texte zur materialistischen Geschichtsauffassung. Von Ludwig Feuerbach, Karl Marx, Friedrich Engels, hrsg. u. eingel. v. Helmut Reichelt, Frankfurt/M. u.a. 1975, S. 498-510, hier S. 504.
9 Erich Mühsam: Die Freiheit als gesellschaftliches Prinzip, aus: FANAL, Jg. 4 (1930), Nr. 12.
10 Ebd., S. 269.

Freiheit und Sozialismus in den „Programmatischen Eckpunkten"

DIE LINKE ist eine junge Partei, die aus dem Zusammengehen von WASG und PDS hervorgegangen ist. Dementsprechend ist auch ihre Mitgliedschaft sehr plural zusammengesetzt. Das macht sich auch in ihren Dokumenten deutlich. Die Partei verfügt noch über kein Programm, sondern lediglich sogenannte Programmatische Eckpunkte, die auf dem Gründungsparteitag am 16. Juni 2007 verabschiedet worden sind.[11] Dieses Dokument soll auf die darin entwickelten Vorstellungen von Freiheit und Sozialismus untersucht werden.

Ähnlich wie wir es im Abschnitt zuvor bei Erich Mühsam und Karl Marx gesehen haben, definiert DIE LINKE den Freiheitsbegriff für sich. Sie grenzt sich ab vom marktradikalen Freiheitsbegriff, wie ihn etwa die FDP weiterhin vertritt und die anderen Parteien des neoliberalen Blocks bis zur Finanz- und Wirtschaftskrise in graduellen Abstufungen vertreten haben und betont die Einheit von Freiheit und Gleichheit. Dieser Einheit habe der Stalinismus entgegengewirkt, weshalb er als verbrecherischer „Missbrauch des Sozialismus" verurteilt wird (PE 3). Es wird sich sowohl gegen Einschränkungen der Freiheit zugunsten der Gleichheit gewandt als auch gegen umgekehrte Beschränkungen:

> Freiheit und soziale Sicherheit, Demokratie und Sozialismus bedingen einander. Gleichheit ohne individuelle Freiheit endet in Entmündigung und Fremdbestimmung. Freiheit ohne Gleichheit ist nur die Freiheit für die Reichen. Auch der Mensch ist nicht frei, der seine Mitmenschen unterdrückt und ausbeutet. Ziel des demokratischen Sozialismus, der den Kapitalismus in einem transformatorischen Prozess überwinden will, ist eine Gesellschaft, in der die Freiheit des anderen nicht die Grenze, sondern die Bedingung der eigenen Freiheit ist. (PE 2)

Anders noch als die PDS versteht sich DIE LINKE nicht als sozialistische Partei, sondern als Projekt, das verschiedene Traditionen von der Systemüberwindung bis hin zu Reformen innerhalb der bestehenden Gesellschaftsordnung in sich vereint. Dabei betrachtet DIE LINKE die „Ideen des demokratischen Sozialismus" als „zentrale Leitvorstellungen" für die Entwicklung ihrer Politik (PE 2). Aus dieser Positionierung zwischen Überwindung des Kapitalismus und seiner Reformierung erwachsen auch die Widersprüche, die sich in den offiziellen Dokumenten der Partei manifestieren. So wird sich dort zwar auf den Marxschen „kategorischen Imperativ" bezogen, „alle Verhältnisse umzuwerfen, in denen der Mensch ein erniedrigtes, ein geknechtetes, ein verlassenes, ein verächtliches Wesen ist"[12]. Doch würde dies bedeuten, die Profitdominanz und damit die private Verfügung über den gesellschaftlich produzierten Reichtum, sprich das Privateigentum zu überwinden. Hier meint DIE LINKE aber, man

---

11 Programmatische Eckpunkte, Berlin 2007, http://die-linke.de/partei/dokumente/programm_der_ partei _die_linke_programmatische_eckpunkte/ (30.7.09, 11:00). [Im Folgenden: PE; direkt im Text in Klammern angegeben.]

12 Karl Marx: Zur Kritik der Hegelschen Rechtsphilosophie. Einleitung, MEW Bd. 1, S. 385.

wolle lediglich die Verfügungsgewalt über Eigentum sozialen Maßstäben unterwerfen und „strukturbestimmende Großunternehmen" beschränken, wenn ihr Handeln „dem Gemeinwohl" widerspricht (PE 2). Insgesamt wird konzidiert, „[g]ewinnorientiertes unternehmerisches Handeln'" sei „wichtig für Innovation und betriebswirtschaftliche Leistungsfähigkeit". Es führe lediglich „zur Zerstörung unserer Lebensgrundlagen, zunehmender sozialer Ungleichheit und Spaltung, wenn es nicht gesellschaftlichen Schranken und Regeln unterworfen" werde (PE 9). Damit werden die Prinzipien der Konkurrenz und Gewinnmaximierung einer Gesellschaftsordnung gewürdigt, die man eigentlich nach eigener Aussage überwinden will. Die ganze Misere wird deutlich, wenn definiert wird, man wolle „Reformen zur Überwindung des Kapitalismus" (PE 6) entwickeln.

So will DIE LINKE nach den Artikeln 14 und 15 (Sozialisierung) des Grundgesetzes Konzepte erarbeiten, wie „Schlüsselbereiche der Wirtschaft" „in öffentliche Eigentumsformen überführt werden" können. Zugleich schränkt sie aber ein, das Ziel sei das „Vorhandensein unterschiedlicher Eigentumsformen" (PE 3). Es geht also nicht um die Überwindung des Privateigentums, wie sie Mühsam als Bedingung echter Freiheit und Demokratie einfordert, sondern lediglich um die Einschränkung von Konkurrenz und Profitgier. Der Konflikt wird in der Kompromissformel deutlich, in der es heißt, DIE LINKE wolle sowohl Protest gegen die gegenwärtige Gesellschaft vorantreiben, konkrete Verbesserungen erreichen und „Entwicklungswege [...]" gestalten, „die über die gegenwärtige Gesellschaft hinausweisen" (PE 22). Die Beziehung dieser drei Optionen wird in den kommenden Debatten, insbesondere über das Grundsatzprogramm, zu klären sein.

Doch auch, wenn das Verhältnis von Systemopposition und Reformpolitik nicht gelöst ist, so ist doch deutlich, dass eine Umsetzung der Forderungen der Partei eine andere Ordnung von Wirtschaft und Gesellschaft bedeuten würde. Allein die Forderungen nach radikaler Arbeitszeitverkürzung, nach einem gerechten Lohn- und Steuersystem, nach Vergesellschaftung von Schlüsselindustrien und der Rekommunalisierung der öffentlichen Daseinsfürsorge, nach „Wirtschaftsdemokratie", der Einführung einer bedarfsdeckenden, repressionsfreien Grundsicherung und einer Bürgerversicherung in den Bereichen Gesundheit und Rente sind geeignet, die gegenwärtige neoliberale Hegemonie massiv in Frage zu stellen und bergen den Keim einer neuen, auf Freiheit und Gleichheit basierenden Ordnung in sich.

Zum Sozialismusverständnis Oskar Lafontaines

Oskar Lafontaine ist innerhalb der LINKEN mit Sicherheit die profilierteste Persönlichkeit, die von den anderen Parteien, besonders von der SPD, auch dementsprechend angefeindet wird. Ohne seinen Anstoß vor der Bundestagwahl 2005 wäre das parteipolitische Projekt in dieser Form nicht oder erst spät zustande gekommen. Hier soll kurz sein Verständnis von Freiheit und Sozialismus skizziert werden, weil er damit auf die Programmatik und Praxis der Partei großen Einfluss hat.

Zuerst soll ein kurzer Blick auf die Analyse der gegenwärtigen Krise geworfen werden. Lafontaine sieht deren Ursachen in der „Spekulation". Die „Regierungen der Welt, ja die Völker dieser Welt" seien „von den Banken erpresst" worden. In diesem Bild wird der Kapitalismus auf den „Finanzkapitalismus" reduziert.[13] Doch hilft es, einen Blick in den Index „Fortune Global 500" zu werfen, der jährlich vom US-Wirtschaftsmagazin „Fortune" erstellt wird.[14] Dort sind die weltweit wirtschaftsstärksten Unternehmen nicht nach ihren Gewinnen, den Arbeitsplätzen oder ihrer realen Wirtschaftsstärke, sondern nach ihrem Börsenwert aufgeführt. Wenn man nun vorher von der totalen Kontrolle der Weltwirtschaft durch die Banken und die großen Finanzunternehmen ausgegangen ist, mag man von dieser Aufstellung etwas erstaunt sein. Nicht die vermeintlichen Finanzriesen, sondern die Unternehmen, die ‚materielle Werte' verkörpern, also nicht das ‚Finanzkapital', sondern das ‚produktive Kapital' bestimmt die Liste, allen voran die Gas- und Ölkonzerne, dicht gefolgt von den Bergbau- und Metallunternehmen. Und auf Platz drei steht mit Wal-Mart ein Einzelhandelskonzern mit einem Wert von mehr als 405 Milliarden Dollar. Unter den weiteren TOP 10 finden sich sieben Erdölkonzerne, ein Automobilkonzern und lediglich eine Bank. Die ‚hard facts', nicht die Finanzwerte allein dominieren den Markt. Es geht also darum, nicht nur einen Ausschnitt des Kapitalismus zu sehen, sondern den Kapitalismus in seiner Gänze, der zur gegenwärtigen Misere geführt hat. Von diesem Standpunkt scheint die Analyse Lafontaines defizitär.

Was stellt Lafontaine dem „Finanzkapitalismus" entgegen? Es ist die „Weltgemeinschaft der Freien und Gleichen", deren zentrale Werte Freiheit und Selbstbestimmung seien.[15] Damit einher geht die Kritik am staatssozialistischen Projekt, das weder „demokratisch noch rechtsstaatlich" gewesen und deshalb zu Recht gescheitert sei.[16] Weder dieses noch die gegenwärtige Gesellschaftsordnung seien zukunftsfähig:

> Eine Wirtschaft der freien Menschen verzichtet auf Unterdrückung und Ausbeutung. Daher können weder Verstaatlichung auf der einen Seite noch das private Eigentum an Produktionsmitteln in seiner heutigen Form Grundlage einer wirklich freien Wirtschaftsverfassung sein.[17]

Deshalb müsse es Ziel der LINKEN sein, „die Eigentumsstrukturen grundsätzlich zu reformieren." Nicht der Kapitalismus sei die Ursache ungerechter Verhältnisse, sondern der „Finanzkapitalismus" sei „gerade aus dieser ungerechten

13 Oskar Lafontaine: Ökonomie freier Menschen, in: junge Welt v. 24.6.2009, S. 10 f.
14 http://money.cnn.com/magazines/fortune/global500/2009/full_list/ (31.7.09, 18:35).
15 Ders.: Freiheit durch Sozialismus, in: FAZ v. 9.7.2007, S. 7.
16 Ebd.
17 Oskar Lafontaine: Ökonomie freier Menschen, in: junge Welt v. 24.6.2009, S. 10 f.

Vermögens- und Einkommensverteilung hervorgegangen."[18] Schritte auf dem Weg zu einer Wirtschafts- und Gesellschaftsordnung, die diesen Missstand überwinde, seien die zunehmende staatliche Kontrolle des Finanzwesens inklusive der Verstaatlichung des Bankensektors. Oskar Lafontaine schlägt vor, die Mitarbeiter müssten selbst Anteileigner ihrer Betriebe werden. Doch hier stellt sich die Frage, ob nicht Mitarbeiter in Betrieben, deren Anteilseigner sie sind, sich beispielsweise in einer Krise wie der gegenwärtigen dazu verleiten lassen, sich selbst die Löhne zu kürzen, den Urlaub zu streichen oder die Arbeitszeit zu erhöhen, nur um ihre Rendite nicht zu gefährden. Zudem könnte die Identifikation mit ihren Betrieben dazu führen, dass sie sich in Konkurrenz zu den Arbeitern anderer Betriebe setzen lassen. Innerhalb des Kapitalismus erscheint eine solche Lösung zumindest problematisch.[19]

Das Subjekt, das diese Veränderungen herbeiführen soll, ist bei Lafontaine der Staat. Wenn er betont: „Wir brauchen global und regional eine Wirtschafts- und Sozialordnung, die die Schwachen vor den Starken schützt"[20], so wird daran deutlich, dass es nicht um die langfristige Perspektive einer herrschaftsfreien Gesellschaft geht, in der es keine Starken und Schwachen mehr gibt, sondern um eine Gesellschaft, in der die gegenwärtigen Unterschiede fortbestehen und vom Staat abgemildert werden. Der Staat ist demnach dazu da, die „Zusammenballung wirtschaftlicher Macht" zu verhindern. Wie bereits die „Programmatischen Eckpunkte" so betont auch Lafontaine, „Markt und Wettbewerb" würden nicht nur zu „einer effizienten Wirtschaft, sondern ebenso zu Dezentralisierung wirtschaftlicher Entscheidungen und damit zur Einschränkung wirtschaftlicher Macht" führen. Nicht die Überwindung der Marktwirtschaft, sondern ihre Regulierung ist das Ziel. Nicht die Aufhebung des Unterschiedes zwischen arm und reich, sondern der Wiederaufbau des „Sozialstaat[s] in Deutschland", der die Armen beschützt.[21] Wollte man der gesellschaftlichen Perspektive einen Namen geben, so könnte man vielleicht vom Ziel einer „sozialistischen Marktwirtschaft" reden oder in seinen eigenen Worten von einer „wirklich freien und sozialen Marktwirtschaft"[22]. Was Oskar Lafontaine hier skizziert, ist sicher konträr zur gegenwärtigen Hegemonie und würde de facto einen Bruch mit dem Neoliberalismus bedeuten. Das wird auch deutlich an dem Widerspruch, den Lafontaine für seine Thesen in der Öffentlichkeit erntet. Deshalb ist sein Wirken notwendig und wertvoll. Eine Auseinandersetzung mit seinen Positionen macht es dennoch nicht überflüssig.

---

18 Ebd.
19 Ebd.
20 Oskar Lafontaine: Freiheit durch Sozialismus, in: FAZ v. 9.7.2007, S. 7.
21 Ebd.
22 Oskar Lafontaine: Ökonomie freier Menschen, in: junge Welt v. 24.6.2009, S. 10 f.

Im Spannungsfeld von Parlamenten und Bewegungen

Doch wie sollen die Ziele der LINKEN umgesetzt werden? Welches sind die Adressaten der Politik? Auf welche Bündnispartner stützt man sich und wie sieht das Verhältnis von Parlament und außerparlamentarischer Opposition aus? Zu Beginn der „Programmatischen Eckpunkte" wird erklärt:

> Gemeinsam wollen wir eine Partei, wie es sie in Deutschland noch nicht gab – Linke einigend, demokratisch und sozial, ökologisch, feministisch und antipatriarchal, offen und plural, streitbar und tolerant, antirassistisch und antifaschistisch, eine konsequente Friedenspolitik verfolgend. (PE 1)

Damit meldet die Partei einen großen Anspruch an, den einzulösen sie nicht in der Lage ist. Zwar ist es ihr gelungen, verschiedene linke Traditionen aus Ost und West zu integrieren – wobei sie in ihren Reihen auch mit dem Erbe der Sozialdemokratie und des Stalinismus konfrontiert ist. Doch ist es ihr nur bedingt gelungen, bewegungsorientierte Linke, anarchistische Strömungen, autonome Gruppen oder andere unabhängige Linke, die bisher politischen Parteien skeptisch gegenüberstanden, an sich zu binden. Das hat auch zu tun mit der trockenen, bürokratischen Realität des Parteilebens und teils inhaltsleeren Streitigkeiten um Posten und Mandate, die eine lebendige politische Kultur innerhalb der Partei erschweren.

Was die Möglichkeit sozialer und politischer Veränderungen angeht, hat DIE LINKE zumindest in der Theorie erkannt, dass diese nur mit Hilfe der Bündnispolitik denkbar sind. Sie ermutigt deshalb ihre Mitglieder, in gesellschaftlichen Bündnissen aktiv zu werden. Parlamentarische Arbeit solle Mittel zum Zweck sein, die Zusammenarbeit mit außerparlamentarischen Bewegungen zu fördern und eigene „Reformvorschläge" in der Öffentlichkeit bekannt zu machen sowie neue „Kräfteverhältnisse" und andere politische Mehrheiten hervorzubringen (PE 22): „DIE LINKE ist – auch in der Regierung – nur so stark, wie sie in der Gesellschaft verankert ist und gesellschaftliche Unterstützung erfährt." (PE 32) Oskar Lafontaine kritisierte 2006 die Parlamentsfixiertheit vieler (parteipolitisch organisierter) Linker: Sie gäben sich zwar internationalistisch, letztlich seien aber „alle immer nur daran interessiert, wer wird Bundespräsident, wer wird Kanzler?"[23]

Auch die Rolle der Gewerkschaften schätzt Lafontaine realistisch ein, wenn er die Notwendigkeit des politischen Streiks als Kampfinstrument betont, jedoch auch die Abwehrhaltung der Gewerkschaften charakterisiert:

> Hier sitzen sofort alle Gewerkschafter unter dem Tisch, wenn man das Wort sagt – das Wort Generalstreik. Sofort sitzen alle unterm Tisch und klappen die Ohren

23 Oskar Lafontaine, Jean-Luc Mélenchon: Französisch lernen! Ein Gespräch über die Linke in Europa, Berlin 2006 (Reihe: Texte/Rosa-Luxemburg-Stiftung; Bd. 32), S. 18 f.

zu. Das ist für sie eine ungeheuerliche Vorstellung. Man müsste ja mal einen Bahnhof ohne Bahnsteigkarte betreten. Das ist eine ungeheuerliche Vorstellung.[24]

Hinzu kommt, dass es den Gewerkschaften eher selten um die Entwicklung langfristiger gesellschaftlicher Perspektiven geht, sondern sie auf die unmittelbaren sozialen und tariflichen Auseinandersetzungen konzentriert sind. Zudem sind sie zwar formal „Einheitsgewerkschaften", doch zumindest die Gewerkschaften des DGB sind dominiert von SPD-Mitgliedern, was eine grundsätzliche Opposition zur Politik der SPD erschwert.

Perspektiven einer linken Politik, die sich nicht fügt

Zum Schluss will ich einige Schlussfolgerungen in Bezug auf die Politik der LINKEN in Gegenwart und Zukunft ziehen. Wie schon zu Beginn soll auch hier wieder auf Erich Mühsam zurückgegriffen werden. In seinem Aufsatz „Im Sumpf der Taktik" hat Erich Mühsam 1931 treffend das Dilemma von SPD und KPD in der Weimarer Republik beschrieben.[25] Obwohl die Situation mit der gegenwärtigen nicht gleichzusetzen ist, lassen sich doch daraus Lehren für heutige linke Politik ziehen:

Nach Mühsam ist die deutsche Arbeiterschaft „untertan der Obrigkeit", entweder gegenüber jeder Obrigkeit soweit sie „verfassungstreu" sei, oder lediglich der Parteizentrale, so sie „revolutionär" sei.[26] – Aufgabe der LINKEN müsste es sein, nicht den Glauben an einen allmächtigen Staat oder an die Weisheit der Parteiführung zu stärken, sondern die Selbstorganisation ihrer Mitglieder zu fördern und gesellschaftlich auf die Emanzipation und Selbstbestimmung der Menschen hinzuwirken, ihr Schicksal in die eigene Hand zu nehmen, anstatt auf den Staat zu vertrauen.

Die Sozialdemokratie sei das Beispiel dafür, „wohin eine Arbeiterpolitik" führe, die in Jahren und Jahrzehnten Tag für Tag die programmatischen Grundsätze verleugnet, um kleine Augenblickserfolge dafür einzutauschen."[27] – In der Tagespolitik darf DIE LINKE nicht ihre Grundsätze aufgeben, sondern muss jeden ihrer Schritte darauf hin befragen, wie er den angestrebten Zielen einer gerechten und humanen Gesellschaft nützt.

Mit beißendem Spott überzieht Mühsam die Abgehobenheit der Abgeordnetentätigkeit: „Die Beteiligung an den Parlamentswahlen hat stets die Wirkung, bei den Gewählten Halbgötter-Empfindungen zu wecken, die den Wählern alsbald

---

24 Ebd., S. 39.
25 Erich Mühsam: Im Sumpf der Taktik, in: FANAL, Jg. 5 (1931), S. 217–230. Aus der Konfrontation mit der Praxis dieser beiden ‚marxistischen' Parteien, neben der tradierten Auseinandersetzung zwischen Marx und Bakunin, rührt wohl auch ein Teil der Ablehnung des Marxismus her, die Mühsam in seinen Schriften verdeutlicht.
26 Ebd., S. 217.
27 Ebd. 219.

anspruchsvoll nahegebracht werden. Gleichzeitig verführt die Abgeordneteneigenschaft jeden Parlamentarier, seine Rolle als Staatsfunktionär sehr schnell wichtiger zu nehmen als die des Mandatars einflußloser Massen."[28] – Auch heute ist das Engagement im parlamentarischen Apparat eine Gefahr. Das bekommen die Abgeordneten des Bundestages genauso zu spüren wie die in Landtagen oder Kommunalparlamenten. Hilfreich, aber kein Garant, der Anpassungsmaschinerie zu entkommen, ist das Bewusstsein, nicht allein die Partei zu vertreten, sondern als Vertreter der Partei Sprachrohr der Beherrschten innerhalb des kapitalistischen Systems zu sein. Doch auch dieses Bewusstsein mag nicht ausreichen, wenn der Druck der sozialen Bewegungen und des Protests auf die Partei ausbleibt.

Mühsam prangert an, dass die KPD der Weimarer Republik die „Klassenkampfparolen" durch „nationale Töne" ersetzt habe, um den „Nationalsozialisten" die Wähler abspenstig zu machen. In der Auseinandersetzung mit rechtem Gedankengut ist es nicht zielführend, sich die Sprache oder die Begriffe der Gegner wie „Heimat", „Volk" oder „Nation" anzueignen. Zum Umgang mit „Nationalsozialisten" (und heutzutage ebenso mit ihren Wiedergängern) führt Mühsam aus: „Was bei ihnen zu bekämpfen ist, ist gerade die falsche Idee, der Nationalismus, die Rassenscheidungen anstelle der Klassenscheidungen, der vage Volksbegriff, der den keineswegs nach Rassen und Nationen geschiedenen Unternehmern eine so bequeme Handhabe bietet, den Arbeitern eine Gemeinschaft des Blutes einzureden und ihre Wut von den Ausbeutern auf ‚Fremdstämmige' abzulenken."[29]

DIE LINKE wird als Partei erfolgreich sein, wenn sie sich vom Staatsfetischismus verabschiedet und konsequent auf Emanzipation und Selbstorganisation setzt. Wenn sie nicht ihre Grundsätze zugunsten von Tagespolitik und kurzfristiger Taktiererei aufgibt. Wenn es ihr gelingt, sich nicht vom parlamentarischen System vereinnahmen zu lassen, sondern es als Plattform zu nutzen, um konkrete Aktionen, die auf eine andere Gesellschaft jenseits des Kapitalismus hinweisen, zu propagieren. Wenn sie nicht aus Opportunismus die Sprache ihrer Gegner aufgreift, sondern darauf besteht, dass die zentrale Auseinandersetzung die zwischen Herrschenden und Beherrschten ist. Voraussetzung dafür ist in der LINKEN, dass sich nicht eine Führungsgruppe innerhalb der Partei absolut setzt, sondern der Wettstreit um den Weg zu einer sozialistischen Gesellschaft lebendig bleibt, denn „wenn Kräfte mit nichtgleicher Ideologie für eine ausbeutungs- und kriegsfreie Gesellschaft der Freien und Gleichen antreten, erlischt der Führungsanspruch einer Gruppe – wie sie sich auch immer selbst interpretiert. Es gibt keine „Auserwählten", sondern nur noch Bewährte und Gewählte!"[30]

---

28 Ebd., S. 221 f.
29 Ebd., S. 227.
30 Lorenz Knorr: Produktivkraft konstruktiver Kritik bleibt unverzichtbar. Zehn Thesen, in: Nachdenken über Sozialismus, hrsg. v. Klaus Höpcke u. a., Schkeuditz 2000, S. 292–302, hier S. 301.

Letztlich ist aber DIE LINKE nicht entscheidend für das Zustandekommen einer antikapitalistischen Gegenbewegung, sondern sie kann ein Baustein dazu sein. Dabei steht sie allerdings vor der Frage, die zu Beginn durch das Video zur Europawahl aufgeworfen worden ist: Will sie tatsächliche soziale Bewegung durch den reinen Wahlakt ersetzen? Meint sie, ihr Agieren ist ausreichend, um die gesellschaftlichen Verhältnisse zum Tanzen zu bringen? Dann wird sie in den kommenden sozialen Auseinandersetzungen zunehmend ein Hemmschuh werden. Oder beteiligt sie sich daran, die sozialen Widersprüche zuzuspitzen? Gibt sie denen, denen der neoliberale Kapitalismus keine Stimme geben will, eine Stimme, auch in den Parlamenten? Entwickelt sie zusammen mit ihren Bündnispartnern, gleichberechtigt und nicht als vermeintliche Avantgarde, die Perspektive eines Sozialismus als einer Gesellschaft der Freien und Gleichen? Begreift sie die Parteiform nicht als Zweck an sich, sondern als Instrument der Selbstorganisation innerhalb des parlamentarischen Systems? Diese Fragen sind noch nicht entschieden. Um Antworten wird in der noch jungen Partei gerungen. Welche Wege eingeschlagen werden, hängt auch davon ab, wie viel Kritik, Druck und Ansporn von Arbeitslosen, Rentnerinnen und Rentnern, sozial Bewegten, autonomen und antifaschistischen Gruppen, Friedensbewegten und anderen sie in der Zukunft bekommt. Die Vorstellungen Mühsams von Freiheit und Sozialismus, seine Polemiken gegen Parteiborniertheit und Bürokratismus sind dabei erfrischend und sollten der Partei als Ansporn und Mahnung gereichen!

Corinna Luedtke

Die Nächte mit Paul oder der Tag ist anderswo
Lesung

Ich lese zwei Textpassagen aus meinem Roman „Die Nächte mit Paul oder der Tag ist anderswo".

In erster Linie geht es in dem Roman um die Auseinandersetzung mit der Gewalt in einer Beziehung zwischen der jungen Luisa und Paul. Anhand des Gedichts „Weltende" von Else Lasker-Schüler habe ich die Geschichte in einen literarischen Bezug gesetzt, der über mehrere Stationen angelegt ist: Das Buch „Theben" von Else Lasker-Schüler führt Luisa in ein Antiquariat. Vom Antiquar Wiegand erfährt sie einiges über das Schicksal der Dichterin, über Erich Mühsam und Kurt Hiller. Die Begegnungen mit dem Antiquar bringen Luisa dazu, einen neuen Weg einzuschlagen.

Ich bin noch nie in diesem griechischen Restaurant gewesen, vor dem wir in einer der Seitenstraßen der Fußgängerzone halten. Offensichtlich handelt es sich um den Besitzer, der hinter der Theke hervorkommt, um uns herumscharwenzelt und Paul persönlich mit Handschlag begrüßt. Ich werde mit einem freundlichen Nicken bedacht. Im hinteren Teil des Restaurants sucht Paul einen Tisch aus. Wir müssen eine Stufe hochsteigen, um uns auf die Sitzbänke zu zwängen. Die Tische sind von weißen, grob verputzten Mauern umgeben. Das soll griechisches Flair vermitteln. Mir ist es recht, denn der Steinwall um uns herum gibt mir das Gefühl der Sicherheit. Hier sind wir ganz allein. Niemand wird uns stören.

Kaum sitzen wir, wird uns von einer jungen Griechin ein Ouzo serviert. Sie lächelt uns schüchtern zu, zündet den Docht der Öllampe an und legt uns die Speisekarten auf den Tisch. Paul sagt, er wisse schon, was er wolle, wie es denn mit mir sei. „Ich muss erst einmal schauen", antworte ich und zu meinem Erstaunen bestellt er für uns beide Lammfleisch mit Bohnen, ohne mich zu fragen. Ich hasse Bohnen, sage aber nichts, und bevor der griechische Wein gebracht wird, haben wir schon den nächsten Ouzo vor uns stehen.

Ich leere das Glas und spüre sofort die Wirkung des Alkohols, das Brennen in Speiseröhre und Magen. Als die heißen Auflaufformen auf den Tisch gestellt werden, stürzt Paul sich über die noch brodelnde Speise. Mit dem Löffel durchtrennt er die größeren Lammstücke, um sie sogleich zu verschlingen. Die Bohnen schiebt er hinterher. Ich wundere mich, dass er sich nicht verbrennt. Laut schmatzend demonstriert er seine Gleichgültigkeit gegenüber Konventionen. Es ist ihm egal, ob ich das Rinnsal öligen Fetts, das aus seinen Mundwinkeln trieft, eklig finde. Ihn scheint es nicht zu stören, denn er wischt es nicht weg. Als ob er meine Gedanken errät, lächelt er mich mit offenem Mund an, dabei kann ich den zerkauten Brei in seiner Mundhöhle erkennen. „Nun iss", sagt er.

Den Wein trinke ich in großen Zügen. Ich picke mir die Fleischstücke heraus und lasse die Bohnen liegen, während Paul sich über Mühsam auslässt. Ihn interessiere weniger sein lyrisches Werk als seine politischen Aktivitäten.

„Aber in seinen Gedichten spiegelt sich doch bestimmt seine Arbeit wider, das kann man doch gar nicht trennen, oder?"

„Auf jeden Fall", entgegnet Paul. „Mühsam verband das Literarische mit dem Politischen. Er war einer der Ersten, der mit proletarisch-revolutionärer Lyrik deutlich Kritik ausdrückte."

„Proletarisch-revolutionäre Lyrik?", wiederhole ich erstaunt.

„Er war ein Arbeiterdichter und Anarchist." Das Wort Arbeiterdichter spricht er bedächtig aus, lässt es langsam auf der Zunge zergehen. „Einer, der die Befreiung der Arbeiterklasse durch die Arbeiter selbst propagierte."

Während Paul von Mühsams Zeit in Berlin erzählt, kaue ich auf einem ziemlich trockenen Fleischstück herum, das immense Ausmaße in meinem Mund anzunehmen scheint. Je mehr ich darauf herumkaue, desto zäher wird die Masse. Ich erwäge, schnell zur Toilette zu gehen, um alles auszuspucken, aber Paul spricht weiter. „Mühsam entwickelte sich zum Vertreter eines literarischen Anarchismus, er selbst bezeichnete seinen Stil schlicht und einfach als ‚Gefühlsanarchismus'. Er plädierte dafür, dass die Gesellschaft sich vom Staat befreien und der Unterschied zwischen Arm und Reich abgeschafft werden müsse."

Der Begriff Gefühlsanarchismus gefällt mir. Ich überlege, was Paul mit Mühsam verbindet. Vielleicht stellt dieses Wort die Brücke zwischen den beiden dar. Und tatsächlich stelle ich mir eine Brücke vor, auf der einen Seite Paul, auf der anderen Erich Mühsam. Meine Güte, der Alkohol scheint mir zu Kopf zu steigen. Ich konzentriere mich wieder auf Pauls Stimme.

„Trotz übler Niederlagen und Verhaftungen ließ er sich den Mund nicht verbieten und hat auf die Obrigkeit geschissen." Paul gestikuliert wild, redet laut. „Mühsams Leben bestand aus erbitterten Kämpfen für seine antimilitaristische und pazifistische Gesinnung." Scharf betont er jede Silbe der letzten Worte. Sie hallen nach. Ich spüre die Blicke der anderen Gäste. Auch Paul bemerkt sie, verächtlich lacht er und ruft lauthals nach Kaffee. Die schüchterne Griechin kommt an unseren Tisch geeilt, um die Bestellung aufzunehmen. „Hab ich es nicht deutlich genug gesagt?", fragt Paul mit drohender Gebärde. Und unvermittelt verändert sich der Ton seiner Stimme, plötzlich klingt er warm und weich. „Einen Kaffee für die junge Dame mir gegenüber", er deutet mit einer ausladenden

Geste auf mich, „und einen für mich." Schnellen Schrittes entfernt sich die Serviererin.

Hemmungslos stiert Paul auf meine Auflaufform und greift endlich nach dem Objekt seiner Begierde, den übrig gebliebenen Bohnen. Mit der bloßen Hand grapscht er nach ihnen und stopft sie sich zwischen die Zähne. „Magst du die nicht?", fragt er mit vollem Mund. Erst in diesem Augenblick schlucke ich den ausgelaugten, geschmacklosen Fleischbrei in meinem Mund hinunter, nicht ohne einen großen Schluck Wein hinterherzuschütten. Die junge Griechin stellt den nächsten Ouzo vor uns hin, dankbar kippe ich ihn gleich hinterher. War es der vierte oder fünfte?

Was wird Paul noch alles über Erich Mühsam erzählen? Ich bin müde und sehne mich danach, mit Paul im Bett zu liegen bei Musik und Kerzenschein.

Stattdessen sitze ich auf einer harten Bank bei trockenem Fleisch und grünen Bohnen, die ich nicht ausstehen kann, und höre mir Geschichten vergangener Zeiten an. Aber neben meinem Glas liegt das Buch auf dem Tisch. Das rote Buch mit dem Foto eines Mannes, der mich mit seinem fesselnden Blick ernst und mahnend anzusehen scheint.

„Mühsam war einer der frühesten und eindringlichsten Warner vor dem Nationalsozialismus", fährt Paul fort. „Schon lange vor dem Krieg war er in vielen antifaschistischen Organisationen aktiv. Dadurch ist er selbst Opfer dieser Scheiß-Nazis geworden." Seine Stimme klingt messerscharf.

Verängstigt stellt die Serviererin den nächsten Ouzo auf unseren Tisch. Die Gläser sind beschlagen. Ich nehme meines und streiche über die glatte Glasfläche, bis ich sie sehe, die glitzernden Partikel, die wild und zugleich gezähmt in der durchsichtigen Flüssigkeit umherschweben. Wie ein Tiger im Käfig, schießt es durch meinen Kopf. Ein Tiger im Käfig. Ich sehe Paul direkt an.

„Du säufst wie ein Loch", stellt er fest. Das stimmt mich nicht gerade heiter. Er habe doch nicht weniger getrunken als ich, entgegne ich angriffslustig. Paul zieht die Augenbrauen hoch und führt das kleine Glas zum Mund. Seine Augen sind rot unterlaufen.

„Also, dann", ich hebe mein Glas und trinke es aus.

„Du bist schon in Ordnung", sagt er und seine Mimik entspannt sich. Gleich darauf sieht Paul sich unruhig um. Ungeduldig ruft er nach dem Kaffee, der sowieso gerade gebracht wird. „Das wird aber auch langsam Zeit!" Die junge Frau entschuldigt sich, man habe den Kaffee frisch aufbrühen müssen. Ich lasse meinen Blick durch das Restaurant schweifen. Pauls Verhalten ist mir unangenehm, aber das Lokal hat sich allmählich geleert. Nur am ersten Tisch neben dem Eingang sitzt noch ein Pärchen. Hand in Hand sitzen sie da und turteln. Ich wünschte, ich könnte meine Hand auch einfach so über den Tisch schieben. Pauls Hand schlösse sich um meine und wir würden uns verliebt in die Augen sehen.

„Seine letzte Inhaftierung endete tödlich", fährt Paul fort. „Nach schweren Folterungen und Misshandlungen in verschiedenen Gefängnissen und KZs, wurde er 1934 im KZ Oranienburg von SS-Schergen in einer Latrine erhängt."

Ausführlich lässt Paul sich weiter über Mühsam aus.

Doch das Bild des baumelnden Dichters in einer Latrine will nicht aus meiner Vorstellung weichen. Was mag er empfunden haben in den letzten Augenblicken seines Lebens? Angewidert schüttele ich mich. Die Gräueltaten der Nazis waren mir schon immer ein unerklärliches Rätsel und werden es ewig bleiben. Eine stumpfe Traurigkeit lähmt meine Glieder.

In Gedanken versunken, spüre ich die schwere Müdigkeit, die sich auf meine Lider legt. Ich greife zu meiner Kaffeetasse, nippe an der kalt gewordenen Flüssigkeit.

Wir sind die letzten Gäste. Die Stühle sind bereits mit der Sitzfläche auf die Tische gestellt worden. Das Pärchen am ersten Tisch sitzt nicht mehr dort, auch die junge Griechin scheint schon gegangen zu sein.

„Ich bin müde", sage ich matt. „Ich kann meine Augen kaum noch offen halten."

„Taxi", schreit Paul durch das Restaurant. Der Chef kommt an unseren Tisch und bringt uns noch einen Ouzo. Der Wagen komme gleich, sagt er und ich wundere mich, dass er keine Anstalten macht zu kassieren. Er wünscht uns eine angenehme Nacht und verschwindet hinter der Theke.

Paul zieht ein Bündel Geldscheine aus seiner Hosentasche hervor. Er blättert einen Fünfziger auf den Tisch, wartet nicht auf das Wechselgeld.

Wir stehen auf und ohne uns zu verabschieden, verlassen wir das Lokal.

Die kalte Nachtluft erschreckt mich. Das Taxi steht schon da und wir steigen ein. Ich drehe mich noch einmal um und werfe einen Blick auf das beleuchtete Schild über der Eingangstür. ‚Odysseus', lese ich, wobei ich die Buchstaben langsam nacheinander buchstabieren muss, um das ganze Wort zu erlesen. Odysseus, wer war das noch? Liegt es an der Müdigkeit, dem Alkohol oder ist mir die frische Luft zu Kopf gestiegen? Ich kann mich nicht erinnern.

„Halt mal kurz an", sagt Paul zu dem Taxifahrer und reißt mich abrupt aus meinen Gedanken. Weil der Fahrer nicht sofort reagiert, fährt Paul ihn mächtig gereizt an: „Anhalten!" Tatsächlich bringt der Fahrer den Wagen halb auf der Straße, halb auf dem Bürgersteig zum Stehen. Paul stößt die Beifahrertür weit auf und übergibt sich. Als er fertig ist, zieht er kommentarlos mit großem Schwung die Tür zurück. Es gibt einen lauten Knall. Ich zucke kräftig zusammen. Hatte er nicht gesagt, ich saufe wie ein Loch? Jetzt ist er derjenige, der aus dem Auto kotzt. „Weiter", sagt er. Danach spricht keiner mehr ein Wort.

*

Die folgende Textpassage spielt in einem Antiquariat; Luisa spricht mit dem Antiquar.

Herr Wiegand sitzt hinter einem Berg von Büchern, die sich auf seinem Schreibtisch stapeln. Erfreut schaut er auf, als er mich sieht.

„Schön, dass Sie mal wieder vorbeischauen."

„Ich komme gern hierher."

„Welcher Beschäftigung gehen Sie nach?", fragt er beiläufig und während ich ihm von meiner Arbeit bei Frau Ohlsen erzähle, greife ich in das Regal und ziehe ein Buch hervor.

„Offensichtlich haben Sie eine ganz andere Begabung: Das besondere Gespür für wertvolle Ausgaben", meint Herr Wiegand und seine Grübchen lächeln.

„Der Sprung ins Helle", lese ich. „Von Kurt Hiller."

„Einmaliger Klassiker des Pazifismus. ‚Pamphlete gegen Krieg, Klerus und Kapitalismus'. Ein Teil dieser einzigen Auflage wurde 1933 von der SS beschlagnahmt, der Verleger ins Konzentrationslager deportiert." Kritisch besieht Herr Wiegand das Buch von allen Seiten. „Kartoneinband und Papier leicht gebräunt, Einband am Rücken gebrochen", erklärt er. Seine Stimme klingt überaus sachlich. Er geht zum Schreibtisch zurück und verschanzt sich hinter dem Bücherstapel.

Nahezu lautlos setze ich mich in die kleine Nische unweit vom Eingang und vertiefe mich in das Buch. Herr Wiegand sieht den Stapel durch. Fahrig, nervös. Verunsichert schaue ich zu ihm, treffe seinen Blick.

„Was wissen Sie über ihn?", frage ich.

„Hiller war ein Berliner Schriftsteller. Für Sie vielleicht interessant, dass er die erste expressionistische Gedichtsammlung ‚Der Kondor' herausgab, in der natürlich auch Else Lasker-Schülers Lyrik vertreten ist. Außerdem veröffentlichte er als Mitbegründer des Literarischen Expressionismus zeitkritische Artikel in der ‚Weltbühne' und anderen kulturpolitischen Zeitschriften, die sich gegen Fehlentwicklungen in der Weimarer Republik und gegen die latente rechte Gefahr richteten.

Als bekennender Homosexueller kämpfte er Zeit seines Lebens für die Abschaffung des Paragrafen § 175. Kurzum: Kurt Hiller war ein geistreicher Intellektueller, der sich literarisch und politisch engagierte. Sein Schicksal als Jude und Sozialist können Sie sich sicher denken?"

„Er wurde verfolgt und verhaftet."

„Richtig. Kurz nach dem Reichstagsbrand verwüstete man seine Wohnung. Verhaftungen und schwere Misshandlungen durch die SS folgten." Plötzlich springt der Antiquar auf. „Sehen Sie die Widmung", sagt er. „›Meinem Freunde Walter Detlef Schultz in großer Erinnerung‹. Ende April 1936 schrieb Hiller diese Worte. Er hatte Schultz 1934 im Konzentrationslager Oranienburg kennengelernt und war mit ihm nach Prag geflohen."

Meine Gedanken überschlagen sich. Erich Mühsam ist im selben Jahr in eben dem Konzentrationslager umgebracht worden, in dem sich Hiller und sein Freund auf ihre Flucht vorbereiteten. Möglicherweise kannten sie sich. Diese Erwägung bewegt mich.

„1938 flohen sie nach London", fährt Herr Wiegand fort. „Letzten Endes wurde Hillers Freund nach Australien deportiert, er selbst auf der Isle of Man interniert. Nach der Kapitulation kehrte Schultz nach Deutschland zurück. Als dieser 1964 starb, ging ‚Der Sprung ins Helle' wieder in Hillers Besitz über. Nach Hillers Tod im Jahre 1972 gelangte dieses Buch aus seinem Nachlass über einige Umwege in mein Antiquariat. – Bedenken Sie die Stationen dieses Buches!", sagt er. „In jedem Buch steckt ein Eigenleben. Hinter jedem Buch steckt ein Leben. Jedes Buch bewahrt ein Geheimnis." […]

„Hiller und Schultz waren also im Konzentrationslager Oranienburg. Ist Ihnen bekannt, ob sie Kontakt zu Erich Mühsam hatten, der 1934 ebenso dort interniert war?"

Ein dunkler Schatten legt sich auf sein Gesicht. Eine Sekunde lang schließt er seine Augen. Als er sie wieder öffnet, sieht er mich bewegt an. „Hiller und Mühsam kannten sich. Tatsächlich waren sie zur gleichen Zeit in Oranienburg. Sie wurden sogar am selben Tag auf demselben LKW dorthin transportiert." Der Antiquar atmet tief durch. „Dieser Transport hatte sie vom Zuchthaus in Brandenburg in das KZ Oranienburg geführt. Im Schlafraum der sechsten Kompanie von Oranienburg lagen ihre Strohsäcke nur durch zwei andere voneinander getrennt." Wieder sieht Herr Wiegand mich mit diesem eigenartigen, nach innen gerichteten Blick an. „Zunächst war die Behandlung der ›Schutzhäftlinge‹ erträglicher als in Brandenburg gewesen. Mühsam erholte sich von den Misshandlungen. Doch das änderte sich, als die Leitung des Lagers von Oranienburg ausgetauscht wurde. Der Lagerkommandant von Dachau übernahm die Führung des KZ. Dieser …", Herr Wiegand ringt nach einer passenden Bezeichnung, „ … ich sag das mal mit Hillers Worten, ‚dieser Häuptling von Folterknechten' hatte Mühsam befohlen, sich binnen achtundvierzig Stunden zu erhängen."

„Wie war Mühsam in diese Latrine an diesen Strick gekommen?"

„Sie wissen davon?" Ich nicke sachte.

Eine lange Weile sagt Herr Wiegand nichts. Als seine Stimme wieder einsetzt, schrecke ich zusammen. „Hiller verdanken wir Klarheit über Mühsams Tod. Er wusste sofort, dass Mühsam kein Suizident war. Noch im Jahr seiner Ermordung publizierte er in der ›Neuen Weltbühne‹ in Prag einen Artikel über Mühsams Tötung." Detailliert informiert Herr Wiegand mich über die genaueren Umstände. „Alle überlieferten Anzeichen sprechen also dafür, dass er schon im Kommandantenzimmer umgebracht und erst später in der Latrine aufgehängt wurde. Diese Feiglinge aber erklärten seinen Tod als Selbstmord."

Das Buch ist erschienen im trafo verlag, Berlin, 2006, 241 Seiten, ISBN 3-89626-568-7, 14,80 €.

Im Gespräch sagte die Autorin zu der Frage der Bedeutung Mühsams: Als früher Mahner vor dem Nationalsozialismus kann uns Mühsam heute ein Vorbild sein, gerade wenn wir seinen Widerstand gegen den Faschismus auch als Warnung vor dem gegenwärtigen Erstarken der Neo-Nazi-Szene in Deutschland und auch in anderen Ländern Europas verstehen.

Aktualität der Mühsamschen Texte ergibt sich auch aus seiner Kritik an den Arbeitsbedingungen und der Ausbeutung der Arbeiter. Wenn man bedenkt, dass in Deutschland an die 5 Millionen Menschen vom sozialen Abschied betroffen sind, nicht zuletzt dadurch, dass Arbeit immer knapper und schlechter bezahlt wird und die Verschlechterung der Arbeitsbedingungen sich auf die Lebensqualität auswirkt, wird klar, dass die Texte Mühsams in ihrer analytischen Schärfe und politischen Gegenwärtigkeit an Aktualität nichts eingebüßt haben.

Zum Abschluss gab sie einige Zitate von jungen Menschen wieder, die sich mit Erich Mühsams Leben beschäftigt haben. Anlässlich des 70. Todestages hat das Louise-Henrietten-Gymnasium ein Erich-Mühsam-Schülerprojekt ins Leben gerufen, bei dem sich Schülerinnen und Schüler einer 8. Klasse mit Leben und Werk des Dichters und Revolutionärs auseinandergesetzt haben. Abschließend wurde ihnen die Frage gestellt: „Was hast du beim Arbeiten am Erich-Mühsam-Schülerprojekt erfahren?

- *„Vorher kannte ich nur sein Grab und die Erich-Mühsam-Straße. Jetzt weiß ich mehr und finde Erich Mühsam sehr beeindruckend."*
- *Es sind so viele Menschen getötet worden. Erich Mühsam war nur einer von ihnen."*
- *„Erich Mühsam war schüchtern, und sein Lieblingsessen waren Königsberger Klopse."*

Publikationen der Erich-Mühsam-Gesellschaft

Die EMG gibt zwei Publikationsreihen heraus: das „Mühsam-Magazin" und die „Schriften der Erich-Mühsam-Gesellschaft". Bisher sind erschienen:

Mühsam-Magazin:

Heft 1 (1989):	(vergriffen)
Heft 2 (1990):	(vergriffen)
Heft 3 (1992):	(vergriffen)
Heft 4 (1994):	Mit der unveröffentlichten Erzählung „Tante Klodt" von Erich Mühsam
Heft 5 (1997):	Mit dem Sylter Tagebuch (1891) von Erich Mühsam
Heft 6 (1998):	Mit Materialien zum Streit um die Mühsam-Rechte
Heft 7 (1999):	Mit Materialien der Tagung „Erich Mühsam und die Kunst" und der Preisverleihung 1997
Heft 8 (2000):	Mit „Im Nachthemd durchs Leben" (1914) von Reinhard Koester, Carl Georg von Maaßen und Erich Mühsam
Heft 9 (2001):	Mit Materialien zum Verhältnis Erich Mühsams zu Senna Hoy, Oskar Maria Graf und Emmy Hennings
Heft 10 (2003):	Mit Materialien zur Rettung der Lübecker Löwen-Apotheke und zur Roten Hilfe
Heft 11 (2006)	Mit Beiträgen zu Margarethe Faas-Hardegger, Johannes Nohl und Peter Hille

Schriften der Erich-Mühsam-Gesellschaft:

Heft 1 (1989):	Chris Hirte: Wege zu Erich Mühsam (vergriffen)
Heft 2 (1991):	Erich Mühsam – Revolutionär und Schriftsteller (2. Aufl. 1997)
Heft 3 (1993):	Erich Mühsam und ... (der Anarchismus und Expressionismus; die „Frauenfrage"; Ludwig Thoma) (2. Aufl. 1998)

Soweit die Hefte nicht vergriffen sind, können sie bei der EMG oder im Buchhandel erworben werden.

Stand: 03/2010

Erich-Mühsam-Gesellschaft e. V., Lübeck

1. Buddenbrookhaus, Mengstr. 4, 23552 Lübeck
2. Sabine Kruse, Charlottenstr. 23, 23560 Lübeck

www.erich-muehsam-gesellschaft.de
www.buddenbrookhaus.de
eMail: info@buddenbrookhaus.de

Längst überfällig war sie. Seit dem 111. Geburtstag am 6.4.1989 existiert sie und soll mit **Ihrer** Unterstützung lebendige Arbeit leisten.

Aufgabe der Erich-Mühsam-Gesellschaft ist es, das Andenken des Schriftstellers zu erhalten, in seinem Geist die fortschrittliche, friedensfördernde und für soziale Gerechtigkeit eintretende Literatur zu pflegen und seine Absage an jede Unterdrückung, Gewalt und Diskriminierung von Minderheiten für die Gegenwart zu nutzen.
Unsere Pläne:

- Aufbau eines Archivs in Lübeck
- Schaffung eines Erich-Mühsam-Museums in Lübeck
- Lesungen und Inszenierungen
- Vorträge und Seminare
- Förderung der wissenschaftlichen Forschung
- Herausgabe weiterer Hefte der Schriftenreihe und des Magazins
- Vergabe eines Erich-Mühsam-Preises

Ein früherer Lübecker Bürgermeister hat – bezogen auf Thomas und Heinrich Mann sowie Erich Mühsam – gesagt: „Dass die auch gerade alle aus Lübeck sein müssen – was sollen die Leute im Reich von uns denken!" Nun – die Brüder Mann mussten emigrieren, Mühsam wurde auf grausame Weise 1934 im KZ Oranienburg ermordet. Das „Reich" ging kaputt ...

Der Schriftsteller, Dramatiker, Bänkelsänger, Lyriker, Zeichner, Essayist, antimilitaristische Agitator und Journalist Erich Mühsam gehört zu den bedeutendsten und vielseitigsten kritischen Talenten Deutschlands im frühen 20. Jahrhundert. Es gilt, diesen wichtigen Sohn Lübecks, der für Frieden und Freiheit kämpfte, in das Bewusstsein der Öffentlichkeit zu bringen.

Die Erich-Mühsam-Gesellschaft e. V. ist vom Finanzamt Lübeck nach § 5, Abs. 1 Nr. 9 KstG mit Steuernummer 22 290 77 166 541-HL als gemeinnützig anerkannt.